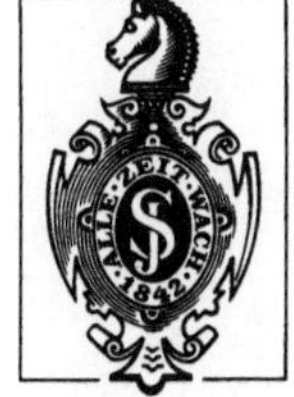

Thomas von Arnim

Die stumme Myokardischämie

Mit 64 Abbildungen

Springer-Verlag Berlin Heidelberg New York
London Paris Tokyo

Priv.-Doz. Dr. med. Thomas von Arnim
I. Medizinische Abteilung
Krankenhaus Rotes Kreuz
Nymphenburger Str. 163

D-8000 München 19

ISBN-13:978-3-642-73569-1   e-ISBN-13:978-3-642-73568-4
DOI: 10.1007/978-3-642-73568-4

CIP-Titelaufnahme der Deutschen Bibliothek
Arnim, Thomas von: Die stumme Myokardischämie / Thomas von Arnim.
– Berlin ; Heidelberg ; New York ; London ; Paris ; Tokyo : Springer, 1988
ISBN-13:978-3-642-73569-1 (Berlin …) Gb.

2119/3145-543210   Gedruckt auf säurefreiem Papier

Vorwort

Neben der Angina pectoris, dem Myokardinfarkt und dem plötzlichen Herztod, mit denen sich die koronare Herzkrankheit beim Patienten symptomatisch bemerkbar macht, ist in der letzten Zeit die stumme Myokardischämie vermehrt in das Bewußtsein interessierter Ärzte gerückt. Zahlreiche Untersuchungen haben zum einen die Häufigkeit dieses Phänomens und zum anderen seine prognostische Bedeutung belegt, und es wendet sich das Interesse auch therapeutischen Fragestellungen zu. Letztere müssen jedoch bezüglich einer Besserung der Prognose durch medikamentöse Therapie noch als weitgehend offen angesehen werden. Neben anderen Forschergruppen, haben auch wir uns mit Problemen der stummen Myokardischämie beschäftigt, „sind untergetaucht, um den Eisberg unter Wasser zu betrachten". Aus den Ergebnissen eines internationalen Symposiums im März 1987 konnten wir ein Buch über „Silent ischemia" in englischer Sprache herausgeben.

Um deutschsprachigen Lesern einen kompakten und einheitlich gegliederten Überblick über Probleme und Erkenntnisse zur stummen Myokardischämie zu geben, wurde die vorliegende Monographie verfaßt. Sie dient dem Ziel, Interessierte in wissenschaftlich fundierter, aber verständlicher Weise in den derzeitigen Stand der Forschung einzuführen.

Mein Dank gilt an dieser Stelle meinem verehrten Lehrer und früheren Chef, Herrn Prof. Dr. G. Riecker, der mir in dem wissenschaftlich liberalen und anspruchsvollen Klima seiner Klinik die Arbeiten ermöglicht hat, die in diese Monographie eingegangen sind. Zu danken habe ich meinen Mitarbeitern H. W. Gerbig, E. Reuschel-Janetschek und U. Szeimies-Seebach, deren Arbeitsergebnisse hier zum Teil mitverwendet werden. Ein besonderer Dank gilt meinen Assistentinnen A. Erath und S. Trabold, die sowohl bei den Langzeit-EKG-Untersuchungen als auch bei der Erstellung des Manuskripts tatkräftig mitwirkten. Schließlich möchte ich auch Herrn Priv.-Doz. Dr. Graf-Baumann und den Mitarbeitern des Springer-Verlags dafür danken, daß sie das Projekt zu dieser Monographie mit großem Interesse aufgegriffen und fachmännisch an seiner Verwirklichung gearbeitet haben.

München, im August 1988   Thomas von Arnim

Inhaltsverzeichnis

Einführung und Definitionen

Von Angina pectoris zu stummer Ischämie

Zu Beginn dieses Buches über einen Teilaspekt der Volkskrankheit „koronare Herzerkrankung" (KHK) seien einige Anmerkungen zur historischen Entwicklung der Erkenntnisse und Begriffe auf diesem Gebiet erlaubt.

Der Begriff „Angina pectoris" wurde von William Heberden (Abb. 1.1) in die Medizin eingeführt [22]. Dieser lateinische Begriff ist äußerst intelligent und passend gewählt, er hat sich in allen Sprachen bis auf den heutigen Tag durchgesetzt. Das Wort „Angina" drückt nämlich im Gegensatz zu „dolor" (Schmerz) zum einen das strangulierende Engegefühl aus, das viele Patienten spüren und zum anderen die bei schwerer Symptomatik meist vorhandene Todesangst („angor animi").

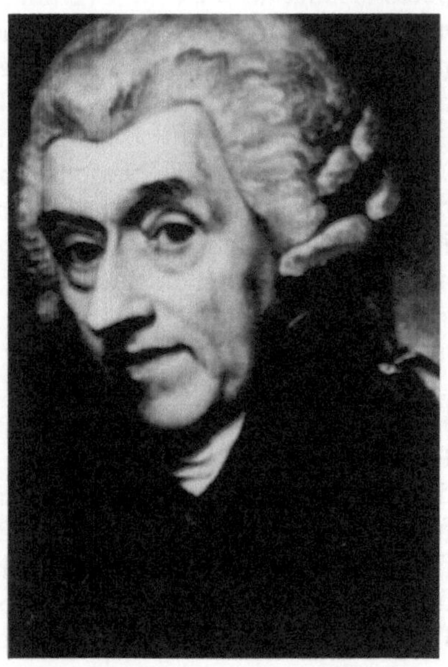

Abb. 1.1 William Heberden (1710–1801) im Alter von 86 Jahren, Gemälde von Sir William Beechy (Royal College of Physicians, London)

„There is a disorder of the breast, marked with strong and peculiar symptoms considerable for the kind of danger belonging to it, and not extremely rare, of which I do not recollect any mention among medical authors. The seat of it, and sense of strangling and anxiety, with which it is attended, may make it not improperly be called angina pectoris. Those, who are afflicted with it, are seized while they are walking and most particularly when they walk soon after eating, with a painful and most disagreable sensation in the breast, which seems as if it would take their life away, if it were to increase or to continue; the moment they stand still, all this uneasiness vanishes."

(Es gibt eine Erkrankung der Brust, die ist durch starke und besondere Symptome gekennzeichnet, mit einem beträchtlichen Grad von Gefährdung verbunden und gar nicht so selten. Ich erinnere mich nicht, daß diese Erkrankung von medizinischen Autoren bisher erwähnt worden sei. Der Sitz der Erkrankung und das Gefühl von Enge und Angst, das mit ihr verbunden ist, lassen die Bezeichnung „Angina pectoris" passend erscheinen. Die betroffenen Patienten haben, wenn sie spazieren gehen, besonders wenn sie nach dem Essen spazieren gehen, ein schmerzhaftes und höchst unangenehmes Gefühl in der Brust. Es erscheint, als würde es ihnen ans Leben gehen, wenn die Beschwerden zunehmen oder anhalten würden. Sobald die Patienten stehenbleiben, verschwinden die Beschwerden.)

Diese Beschreibung der Angina pectoris wurde von Heberden 1768 dem College of Physicians in London vorgetragen und 1772 in den *Transactions* veröffentlicht; sie ist so präzise, daß sie bis auf den heutigen Tag nichts an ihrer Gültigkeit verloren hat.

Dies ist auch insofern bemerkenswert, als Heberden sie nicht nur auf einen einzelnen Patienten, sondern auf die Beobachtungen an 20 und in späteren Publikationen an 100 Patienten begründet. Außerdem geht er in seiner Beschreibung nicht - wie praktisch alle seine Vorgänger - von einem pathologisch anatomischen Sektionsbefund aus, sondern von den typischen klinischen Symptomen des Patienten. Heberden ist damit ein Pionier der klinisch-wissenschaftlichen Medizin und der klinischen Forschung überhaupt. Die Angina pectoris kann als die erste Erkrankung gelten, die von ihren klinischen Symptomen her beschrieben wurde, zu einer Zeit, als die klinische Untersuchung sich noch im wesentlichen auf Pulsfühlen beschränkte und Perkussion und Auskultation noch unbekannt waren [42]. Die Priorität wurde Heberden von Huchard (1889, [23]) zugunsten von Rougnon [40] bestritten; dieser hatte im März 1768 - wenige Monate vor Heberdens Vortrag - einen Brief mit einer Fallbeschreibung eines plötzlichen Todesfalls mit vorausgehenden Brustschmerzen an die Pariser medizinische Fakultät geschrieben. Auch Morgagni [26, 32] hatte in seinem 1769 erschienenen Buch unter mehreren hundert Fällen einige mit „angustia pectoris" beschrieben, und Sir William Osler findet Parallelen zu Symptomen der Angina pectoris in der „Meditatio mortis" bei Seneca und im „Paradoxon" des Erasistratus (1910, [34]). Die größte Wirkung hatte jedenfalls Heberden, und schon bald nach Publikation seiner Arbeit zogen Jenner und Parry (1799, [36]) sowie Fothergill (1879, [18]) den Kausalschluß der Verbindung zwischen verkalkenden („ossifizierten") Koronargefäßen im Sektionsbefund und der klinischen Symptomatik der Angina pectoris und des Myokardinfarkts. Die kausale Verbindung zwischen Veränderungen an den Herzkranzgefäßen und Angina pectoris blieb aber noch lange umstritten, da nicht bei allen Patienten auf dem Sektionstisch Koronarverkalkungen gefunden wurden.

C. H. Parry schreibt 1799: „The rigidity of the coronary arteries may act, proportionately to the extent of the ossification, as a mechanical impediment to the free motion of the heart; and though a quantity of blood may circulate through these arteries, sufficient to nourish the heart, yet there may probably be less than what is requisite for ready and vigorous action. Hence though a heart so diseased may be fit for the purposes of common circulation, during a state of bodily and mental tranquility, and of health otherwise good, yet when any unusual exertion is required, its powers may fail, under the new and extraordinary demand."

(Die Verhärtung der Koronararterien kann proportional zu der Ausdehnung der Ossifikation als eine mechanische Behinderung für die freie Bewegung des Herzens gelten. Obwohl durch diese Arterien eine Blutmenge zirkulieren kann, die genügt, das Herz zu ernähren, ist diese wahrscheinlich doch geringer als für eine prompte und kräftige Aktion nötig wäre. Demzufolge dürfte ein so erkranktes Herz in der Lage sein, die Bedürfnisse des Kreislaufs während eines Zustandes körperlicher und geistiger Ruhe zu erfüllen, wenn der Patient auch sonst gesund ist: Es wird aber, wenn irgendeine ungewohnte Belastung auftritt, unter den ungewohnten und übergroßen Anforderungen versagen.)

Damit hatte Parry als erster den pathophysiologischen Mechanismus der Angina pectoris als Ungleichgewicht zwischen Sauerstoffbedarf und Sauerstoffangebot im Myokard charakterisiert. Diese Betrachtungsweise blieb aber noch für lange Zeit umstritten [36]. Der nicht seltene Befund von Veränderungen an der Aortenwurzel und Aortenklappe führte zu der Annahme, daß entzündliche Prozesse dort für die Symptome verantwortlich seien. Mit besonderem Nachdruck und weiter Verbreitung seiner Anschauungen vertrat Allbutt [1] die These der Schmerzentstehung in der Aorta und schrieb 1915:

„. . . the coronary hypothesis (of angina pectoris) is dead and buried". Obwohl schon Osler 1910 (Abb. 1.2) eine Kausalbeziehung zu den Koronarien für wahrscheinlich gehalten hatte, blieb Allbutts These eine gängige Meinung bis Ende der 20er Jahre. Zu der Zeit wurden vorübergehende EKG-Veränderungen im Angina-pectoris-Anfall publiziert [17, 24, 35], die schwer anders als

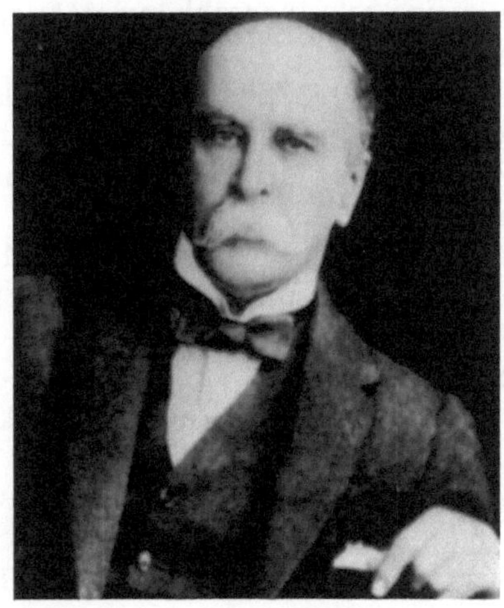

Abb. 1.2 Sir William Osler (1849–1919), Professor für innere Medizin und Pathologie in Montreal, später für Medizin in Philadelphia und Baltimore (Johns Hopkins University), zuletzt Regius Professor of Physics in Oxford

durch Myokardischämie zu erklären waren. Während Feil (1928) und Parkinson (1931) EKG-Veränderungen bei zufällig aufgetretenen Angina-pectoris-Anfällen dokumentiert hatten, konnten erstmals Dietrich und Schwiegk (1933, [13]) eine Kausalkette herstellen, indem sie Schmerzen und EKG-Veränderungen durch körperliche Belastung oder Sauerstoffmangel in einer Unterdruckkammer bei Patienten mit Angina pectoris provozierten. Dietrich und Schwiegk waren dazu besonders durch die Versuche von Rein (1931, [38]) angeregt worden, der an Hunden den engen Zusammenhang zwischen Herzleistung und Koronardurchblutung festgestellt hatte. Nachdem Blumgart 1940 [5] in zahlreichen Obduktionsbefunden fast immer eine schwere Arteriosklerose der Koronararterien gefunden hatte, wurde in der nachfolgenden Zeit die organisch fixierte Koronarstenose in Verbindung mit überhöhtem Sauerstoffbedarf als allein mögliche Ursache für Angina pectoris angesehen. Eine Verursachung durch vorübergehende Drosselung der Zufuhr, im Sinne eines Koronarspasmus, war zwar schon früher postuliert worden, geriet jedoch so weit in Vergessenheit, daß sie in Lehrbüchern der 50er Jahre und 60er Jahre [19, 45] und in einem Buch über die Geschichte der Koronarkrankheit von 1970 [27] nicht erscheint.

Es hatte aber schon Heberden einen „Spasmus" als Ursache der Angina pectoris vermutet, und Brunton (1867, [7]), der die Wirkung von Amylnitrit entdeckte, sowie Nothnagel [33] folgten seiner Auffassung. Ein Nebeneinander von organischen und funktionellen Ursachen wurde von Huchard und Osler angenommen. Diese Theorie entwickelte Gallavardin (1925, [20]) weiter, der ein Spektrum zwischen 2 Polen beschrieb: auf der einen Seite Patienten mit Angina pectoris in Ruhe mit normalen Koronararterien bei der Sektion, auf der anderen Seite Patienten mit belastungsabhängiger Angina pectoris, die schwere arteriosklerotische Veränderungen der Koronarien aufwiesen. Gallavardin erkannte auch die Schwierigkeit bei den meisten Koronarpatienten, sie der einen oder der anderen Kategorie fest zuzuordnen, da häufig eine spontane und eine belastungsabhängige Angina pectoris bei demselben Patienten bestehen.

Prinzmetal [37] beschrieb 1959 als erster ein Syndrom, das er als „Variante" der Angina pectoris bezeichnete und das durch typische Schmerzattacken in Ruhe und vorübergehende Anhebung des ST-Segments im EKG gekennzeichnet ist.

Der von Prinzmetal vermutete Mechanismus eines Spasmus der Koronararterie wurde erstmals von Gensini 1962 koronarangiographisch nachgewiesen und später insbesondere von Maseri mit eindrucksvollen klinischen, nuklearmedizinischen und angiographischen Untersuchungen untermauert [8, 21, 29, 30]. Bei kontinuierlichen, elektrokardiographischen und hämodynamischen Untersuchungen der Patienten mit „variant angina" war der Angina-pectoris-Schmerz häufig trotz typisch nachweisbarer Ischämiezeichen ein spät einsetzendes oder fehlendes Symptom. Untersuchungen mit Langzeit-EKG führten Stern und Tzivoni (1974) zu der Beobachtung häufig auftretender stummer

Ischämieepisoden [44]. Auf die prognostische Bedeutung eines positiven Belastungs-EKG mit Ischämienachweis bei symptomfreien Probanden hatte aus versicherungsmedizinischer Sicht schon Robb (1967, [37]) hingewiesen. Die schwere, aber asymptomatische KHK wurde von P. F. Cohn 1977 als ein „diagnostisches, prognostisches und therapeutisches Rätsel" beschrieben [10]. Ob

THE LANCET

A Journal of British and Foreign Medicine, Surgery, Obstetrics, Physiology, Chemistry, Pharmacology, Public Health, and News.

Telegrams—LANCET, WESTRAND LONDON. Telephone—GERRARD 4314 & 4315. Offices—423, Strand, London, W.C.

No. 1. of Vol. II., 1928.   LONDON, SATURDAY, JULY 7, 1928   Pp. 120—Price 1s.

No. 5471. Vol. CCXV.   Founded 1823. Registered as a Newspaper. Published Weekly.   Annual Subscription Inland £2 2s. Abroad £2 10s.

CARDIAC INFARCTION WITHOUT PAIN.

A SERIES OF EIGHT CASES.

By C. F. T. EAST, M.D. Oxf., F.R.C.P. Lond.,
JUNIOR PHYSICIAN, KING'S COLLEGE HOSPITAL; PHYSICIAN, WOOLWICH WAR MEMORIAL HOSPITAL;

C. W. CURTIS BAIN, M.B. Oxf., M.R.C.P. Lond.,
PHYSICIAN TO OUT-PATIENTS, HARROGATE INFIRMARY;

AND

FALKLAND L. CARY, M.B., B.Ch. Dub.

ALTHOUGH the syndrome of cardiac infarction with prolonged anginal pain is now well recognised, few cases have been recorded of infarction without pain. We have recently seen seven cases where the patient was able to refer the beginning of his illness to a particular day on account of the sudden onset of severe dyspnœa, but this was completely free from pain.

CASE 1.—A police sergeant, aged 57, enjoyed good health until February, 1926, when he suffered from an attack of "influenza" characterised by dyspnœa and giddiness. He recovered completely from this and, save for a slight degree of shortness of breath when bicycling, his health remained perfectly normal during the rest of the year. On June 29th, 1927, he "caught a cold," and was confined to bed on account of great dyspnœa and a severe cough. He recovered rapidly, but the dyspnœa persisted and became more troublesome, so that he experienced considerable difficulty in walking even on the level, and required four pillows for comfort at night. During the last three weeks he had noticed that he was passing less urine. He had not had any pain.
Examination on Jan. 17th, 1928, showed a large heavily built man who appeared distinctly pale. The pulse was 134 and regular. The arteries were not thick; blood pressure 140/90. The apex of the heart was in the sixth space and 1 inch external to the nipple. The impulse was moderately heaving in character. The first sound at the apex was short and was reduplicated from the nipple line to the sternum. There were no murmurs. There was no œdema; the liver was not enlarged, and the lung bases were clear. The urine contained no albumin. The Wassermann reaction of the blood serum was negative. The electrocardiogram showed a left-sided preponderance.
He was put to bed and given digitalis, ♏ xx., four times daily for eight days, followed by ♏ xxx. daily. During this period his pulse fell to 80, and his urine output increased from 20 oz. before treatment to an average of 40 oz. All trace of the reduplication disappeared. On Feb. 19th he died suddenly in bed.
Post-mortem Examination.—The right side of the heart was engorged with blood, but appeared healthy. All the valves were normal. The cavity of the left ventricle was considerably reduced by the presence of ante-mortem clot,

which was firmly adherent to the cardiac wall. This clot was distributed in two irregular areas, the first and larger of which involved the apex, while the second started posteriorly in the region of the papillæ of the mitral valve, and traversed the ventricle horizontally, ending near the interventricular septum. Corresponding to this distribution of the clot there was extensive disease of the muscular wall. At the apex it was almost wholly replaced by dense white fibrous tissue, so that only a thin strip remained on the pericardial surface. In the second area fibrosis was not so advanced, but was evident as a belt encircling the ventricle. Histological section showed that the clot was firmly organised to a thickened endocardium. The proximal 2 inches of both coronary arteries were thickened, atheromatous, and partly calcareous. The left contained a strip of active ulceration and destruction of the intima. There was complete occlusion of the following vessels: (1) a large branch of the left coronary, descending in the anterior interventricular sulcus to the apex, and a small branch of this supplying an area in the region of the interventricular septum; (2) two large branches of the right coronary, from a clot lodged at their bifurcation, supplying the posterior wall of the ventricle and extending round to the anterior surface as far as the interventricular septum. This was an abnormal distribution, since this area is usually supplied by the circumflex branch of the left coronary. Sections of the four occluded arteries showed a trace of lumen in each. In two of these multiple channels could be seen. The cellular structure of the tissues occluding the vessels suggested organised clot rather than inflammatory endarteritis, so that it appeared as if partial recanalisation had occurred (Fig. 1).

CASE 2.—A male, aged 51, a patient of Dr. Williamson, had enjoyed good health until December, 1927, when he "caught a cold" after a strenuous day. For this he had to go to bed for a few days as he was so short of breath; and during this time his ankles were swollen and he had a troublesome cough. He recovered rapidly, but his dyspnœa persisted so that he was not felt quite right since. On Feb. 7th he spent the day motoring, and caught a further "cold," which kept him in bed till the time of examination. He had the same symptoms as before, with the addition of some tightness at the lower end of the sternum, which he attributed to coughing.
Examination on Feb. 17th, 1928, showed a large man who appeared rather pale. His arteries were only moderately thickened; blood pressure 160/110. The pulse was 100 and irregular from frequent extrasystoles. The apex of the heart was in the sixth space and external to the nipple, and the impulse was slapping in character. The second sound was reduplicated from the apex to the sternum. There were no murmurs. Œdema was present over both ankles, and crepitations could be heard at both bases. A polygram (Fig. 3) showed a low-tension pulse with a moderately persisting alternation, and ventricular extrasystoles.
Ten days later he had symptoms of infarction in the lungs, with pain in the right side of the chest and hæmoptysis. He recovered from this, and is now free from all signs of heart failure.

Abb. 1.3 Erste Publikation über schmerzlose Myokardinfarkte. In früheren Arbeiten waren zwar auch schon Myokardinfarkte mit atypischen Symptomen erwähnt worden, die Arbeit von East ist jedoch die erste, die sich speziell diesem Thema widmet

und wie die klinische Forschung in den 10 Jahren seit Erscheinen dieser Arbeit der Lösung des Rätsels nähergekommen ist, darüber versucht das vorliegende Buch einen Überblick zu geben.

Länger bekannt und häufiger beschrieben als schmerzlose vorübergehende Ischämien ist der stumme Myokardinfarkt (Abb. 1.3). Bereits 1928 wurde er von East beschrieben [14]. Blumgart erkannte in seinen Korrelationsstudien mit pathologisch-anatomischen Befunden stumme Myokardinfarkte, und Bradley wies 1962 erstmals auf das Vorkommen bei Patienten mit Diabetes mellitus hin [6]. In Deutschland haben sich dieses Problems insbesondere Schimert (1953), Anschütz (1968) und mit einer Monographie Mörl (1975) angenommen [2, 31, 41].

Ist die stumme Ischämie ein Problem?

Eine Antwort auf die gestellte Frage kann an dieser Stelle nur mit einigen wichtig erscheinenden Hinweisen begonnen werden. Schließlich ist der Beantwortung der Frage in ihren Teilaspekten das ganze vorliegende Buch gewidmet.

Jedem klinisch tätigen Arzt und sogar den meisten Laien ist bewußt, daß es Patienten gibt, für die der plötzliche Herztod oder der akute Myokardinfarkt die ersten Anzeichen sind, durch das sich das Vorliegen einer schweren KHK bemerkbar macht. Nach der Studie von Enos [15] hatten im Koreakrieg (1950–1953) gefallene junge Soldaten erschreckend häufig z. T. höhergradige Koronarveränderungen, obwohl sie zuvor scheinbar völlig gesund gewesen waren. Pathologisch-anatomische Studien an plötzlich Verstorbenen zeigen, daß 25–50% dieser Patienten bei vorliegender KHK anamnestisch keine Angina pectoris aufwiesen [9, 25, 28]. Bereits 1981 haben Denes et al. [11] auf den Zusammenhang zwischen stummer Ischämie, wie sie im Langzeit-EKG beobachtet werden kann, und fatalen Herzrhythmusstörungen hingewiesen.

Rechnet man die Zahlen einer in Norwegen durchgeführten Studie von Erikssen bei symptomfreien Männern zwischen dem 40. und 60. Lebensjahr hoch, so muß man bei 2,5% der männlichen Bevölkerung dieser Altersgruppe vom Vorliegen einer signifikanten koronarangiographisch nachweisbaren KHK mit stummer Ischämie im Belastungs-EKG ausgehen [16]. Daraus läßt sich allein für die Bundesrepublik eine Zahl von über 100000 potentiell gefährdeten Menschen annehmen.

Es wird also beim Betrachten des Problems von verschiedenen Blickwinkeln deutlich, daß die stumme Myokardischämie und der stumme Myokardinfarkt ein zahlenmäßig erhebliches Problem darstellen. Es ließe sich nun einwenden, daß das Problem zwar vorhanden, aber prinzipiell nicht lösbar erscheint, da Patienten nur bei Beschwerden den Arzt aufsuchen und eine Durchuntersuchung aller potentiell gefährdeten Menschen mit absurden Kosten verbunden wäre. An diesem Einwand ist ein Korn Wahrheit, und er charakterisiert die

Fragen und Aufgaben, vor denen die klinische Forschung auf dem Gebiet der stummen Myokardischämie steht: Die Charakterisierung der *Gefährdung* der Patienten, die Charakterisierung derjenigen *Patientengruppen*, die einer besonderen Gefährdung unterliegen, und das Herausfinden der *sinnvollen Wege für Diagnostik und Therapie* dieser Patienten.

Das Problem der stummen Ischämie hat in der letzten Zeit vermehrt Aufmerksamkeit erfahren. In den folgenden Abschnitten soll der heutige Kenntnisstand zu den einzelnen Unterproblemen in übersichtlicher und greifbarer Form abgehandelt werden.

Definitionen, Einteilungen

Als Ischämie bezeichnen wir ein Mißverhältnis aus Durchblutungsangebot und Durchblutungsbedarf des Herzmuskels. Wesentlicher Determinator ist dabei das Verhältnis von Bedarf und Angebot für Sauerstoff, aber im Gegensatz zur reinen Hypoxie spielt bei der Ischämie auch noch die koronare Flußrate, insbesondere wegen des in der Ischämie verminderten Abtransports von sauren Metaboliten, eine wesentliche Rolle. Eine Ischämie des Myokards ist an lokalen metabolischen Veränderungen am genauesten zu erkennen. Sie führt zu Störungen der Relaxation und Kontraktion des Myokards, zu EKG-Veränderungen, insbesondere in der Repolarisationsphase und zu Angina-pectoris-Schmerz. Wenn wir eine der Folgen der Ischämie anhand von metabolischen Veränderungen, Perfusionsstörungen, Kontraktionsstörungen oder elektrokardiographischen Veränderungen nachweisen können und der Patient dabei keine Angina pectoris verspürt, so sprechen wir von einer stummen Ischämie. Die Definition der stummen Ischämie ist also: *Nachweis von objektiven Ischämiezeichen des Myokards ohne Angina pectoris.*

Als Übergang zwischen typischer Angina pectoris und typischer stummer Ischämie müssen die Patienten gelten, bei denen die Ischämiefolgen sich durch atypische Symptome wie vermehrte Ermüdbarkeit, Luftnot oder Schwindel bemerkbar machen.

Die Ischämie ist also ein letztlich auf zellulärem Niveau definierter metabolischer Zustand. Die Folgen dieses Zustandes stellen sich klinisch als Angina pectoris, Myokardinfarkt oder stumme Ischämie dar. Manche Autoren würden hier auch noch den plötzlichen Herztod als Direktmanifestation der Ischämie anführen; bei den ischämischen Herzerkrankungen dürfte aber der plötzliche Herztod, d. h. die fatale Arrhythmie, eine Sekundärfolge der Ischämie sein. Das pathologisch anatomische Substrat der Erkrankung ist die Arteriosklerose der Koronararterien.

Begriffe bei der koronaren Herzkrankheit

Ischämie: – metabolische Störung der Myokardzelle, durch Sauerstoffmangel und mangelnden Abtransport von Metaboliten bedingt.

Angina pectoris, Myokardinfarkt (plötzlicher Herztod):   – klinische Manifestationen der koronaren Herzkrankheit (auch noch Angina-pectoris-Äquivalente wie Dyspnoe, Müdigkeit u. ä.).

Koronarsklerose: – pathologisch-anatomisches Substrat.

Klinisch lassen sich Ischämiezustände nach 3 Kriterien näher charakterisieren: Symptomatik, Auslösung und Persistenz. Nach der Symptomatik ist die Angina pectoris von der stummen Ischämie zu unterscheiden. Nach der Auslösung können spontan auftretende Ischämiezustände, wie sie insbesondere mit dem Langzeit-EKG beobachtet werden können, von belastungsinduzierten Ischämien differenziert werden. Nach der Persistenz ist ein transienter Ischämiezustand, eine Episode, von persistierenden Veränderungen zu unterscheiden, die letztlich einem Infarkt entsprechen. Bei der Betrachtung einzelner Phasen von Ischämie beim einzelnen Patienten oder in Gruppen ist es wichtig, sich klarzumachen, daß sämtliche Kombinationen zwischen diesen 3 Kriterien vorkommen können, z. B. der stumme, nicht belastungsinduzierte Myokardinfarkt ebenso wie der vorübergehende Angina-pectoris-Anfall beim Bergaufgehen, also unter körperlicher Belastung (s. Übersicht).

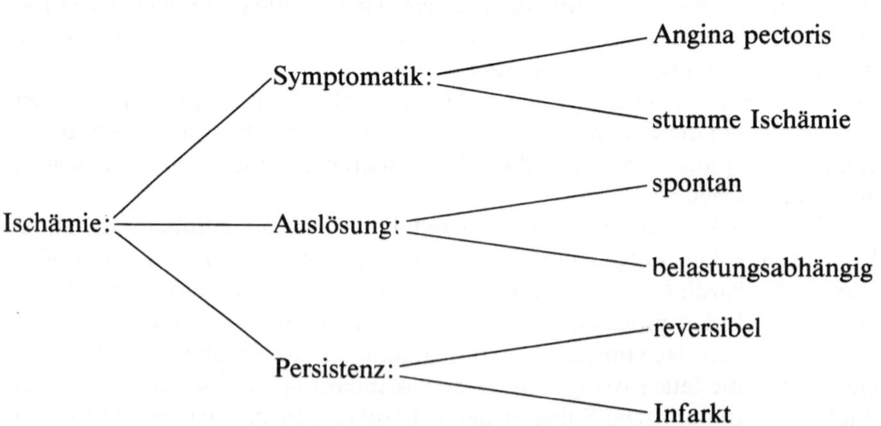

Wir unterscheiden für die Betrachtung der stummen Ischämie im wesentlichen 2 Patientengruppen.

Gruppe A: Patienten ohne jede Symptomatik;
Gruppe B: Patienten, bei denen die KHK bereits zu einem früheren Zeitpunkt mit Angina pectoris oder Myokardinfarkt einmal zu Symptomen geführt hat.

Diese Einteilung unterscheidet sich etwas von derjenigen von Cohn [9]. Dort werden 3 Gruppen unterschieden:

1) völlig symptomfreie Patienten,
2) Patienten, die nach einem Herzinfarkt keine Symptome haben,
3) Patienten mit Angina pectoris und zusätzlich stummen Ischämieepisoden.

Unsere Einteilung faßt also die Gruppen 2) und 3) nach Cohn in eine Gruppe zusammen, weil es Patienten sind, bei denen sich die KHK auf irgendeine Weise bereits mit Symptomen manifestiert hat. Es erscheint uns wichtig, diese Patienten der Gruppe A bzw. 1) nach Cohns Einteilung gegenüberzustellen, denn für diese Gruppe von Menschen, die noch keine Patienten sind, gelten grundsätzlich unterschiedliche Betrachtungen bezüglich der Prävalenz der Erkrankung und der daraus abzuleitenden diagnostischen Strategie [3, 4]. Die Patienten der Gruppe B unserer Einteilung haben eine wesentlich höhere Prävalenz von stummen Ischämien. Deshalb lohnt sich nach den Regeln des Bayes-Theorems [12] bei dieser Patientengruppe eine Suche nach stummen Ischämien viel eher. Allerdings ist im positiven Falle der Erkenntnisgewinn geringer als bei einem „Patienten" der Gruppe A. Nach den bisher vorliegenden prognostischen Studien (s. Kap. „Prognose") ist ein Screening bei symptomfreien Menschen dann zu rechtfertigen, wenn sie von ihrer Risikobelastung her als besonders gefährdet gelten müssen oder eine Gefahr für andere darstellen könnten (z. B. Piloten).

Literatur

1. Allbutt C (1915) Diseases of the arteries including angina pectoris. London 1915 (zit. nach Snellen 1984)
2. Anschütz F (1968) Symptomatologie und Therapie des Schmerzes in der inneren Medizin unter besonderer Berücksichtigung der Angina pectoris. Hippokrates 39: 170
3. Arnim T von (1987) Stumme Myokardischämie-Probleme der Diagnostik bei total asymptomatischen „Patienten". MMW 38: 653–655
4. Berman JL, Wynne J, Cohn PF (1978) Value of multivariate approach for interpreting treadmill exercise tests in coronary artery disease. Circulation 58: 515

5. Blumgart HL, Schlesinger MJ, Davis D (1940) Studies on the relation of the clinical manifestations of angina pectoris, coronary thrombosis and myocardial infarction to the pathological findings. Am Heart J 19: 1-91
6. Bradley RF, Schonfeld A (1962) Diminished pain in diabetic patients with acute myocardial infarction. Geriatrics 5: 322-326
7. Brunton TL (1867) On the use of nitrite of amyl in angina pectoris. Lancet II: 97-98
8. Chierchia S, Brunelli C, Simonetti I, Lazzari M, Maseri A (1980) Sequence of events in angina at rest: primary reduction in coronary flow. Circulation 61: 759-768
9. Cohn PF (1977) Severe asymptomatic coronary artery disease: A diagnostic, prognostic and therapeutic puzzle. Am J Med 62: 565
10. Cohn PF (1986) Prevalence and distinguishing features of silent myocardial infarctions. In: Cohn PF (ed), Silent myocardial ischemia and infarction. Dekker, New York Basel, pp 81-92
11. Denes P, Gabster A, Huang SK (1981) Clinical electrocardiographic and follow-up observations in patients having ventricular fibrillation during Holter monitoring. Am J Cardiol 48: 9
12. Diamond GA, Forester JS (1979) Analyses of probability as an aid in the clinical diagnosis of coronary artery diseases. New Engl J Med 300: 1350-1357
13. Dietrich S, Schwiegk H (1933) Angina pectoris und Anoxie des Herzmuskels. Z Klin Med 125: 195-242
14. East CF, Curtis Bain CW (1928) Cardiac infarction without pain. Lancet 115/1: 60-63
15. Enos WF, Holmes RH, Beyer J (1986) Coronary disease among united states soldiers killed in action in Korea. Preliminary report. JAMA 256: 2859-2862
16. Erikssen J, Thaulow E (1984) Follow-up of patients with asymptomatic myocardial ischemia. In: Rutishauser W, Roskamm H (eds) Silent myocardial ischemia. Springer, Berlin Heidelberg New York Tokyo, pp 195-257
17. Feil H, Siegel ML (1928) Electrocardiographic changes during attacks of angina pectoris. Am J Cardiol 42: 517-521
18. Fothergill J (1879) Farther account of the angina pectoris, medical observations and inquiries, 2nd edn. London 1879 (zit. nach Snellen 1984)
19. Friedberg CK (1966) Diseases of the heart, 3rd edn. Saunders, New York
20. Gallavardin L (1925) Les angines de poitrine. Paris, pp 130-132
21. Gensini GG (1975) Coronary arteriography. Futura, Mount Kisco/NY
22. Heberden W (1772) Some accounts of a disorder of the breast. Medical transactions puplished by the College of Physicans in London, II/59 (zit. nach Snellen 1984)
23. Huchard H (1889) Traité des maladies du coeur et des vaisseaux, artériosclérose, aortites, cardiopathies arterielles, angine de poitrine. Paris, pp 466-480
24. Kahn MH (1931) Electrocardiogram in angina pectoris. Ann Intern Med 4: 1499-1509
25. Kuller LH (1980) Sudden death-definition and epidemiologic considerations. Prog Cardiovasc Dis 23: 1
26. Laubry C, Monquin M (1950) L'angine de poitrine et les affections cardio-aortiques dans l'oeuvre de Morgagni. Presse Med 58: 1-3
27. Leibowitz JO (1970) The history of coronary heart disease. Berkeley (zit. nach Snellen 1984)
28. Lown B (1979) Sudden cardiac death: The major challenge confronting contemporary cardiology. Am J Cardiol 43: 313
29. Maseri A, Parodi O, Severi S (1975) Transient transmural reduction of myocardial blood flow, demonstrated by thallium-201 scintigraphy, a cause of variant angina. Circulation 54: 280-288
30. Maseri A, Severi S, DeNes M, L'Abbate A, Marzilli M, Ballestra A, Parodi O, Biagini A, Distante A (1978) „Variant" angina: one aspect of a continuous spectrum of vasospastic myocardial ischemia. Pathogenetic mechanism estimated incidence and clinical and coronary arteriographic findings in 138 patients. Am J Cardiol 42: 1019-1035

31. Mörl H (1975) Subjektive und objektive Hinweiszeichen auf einen „stummen" Myokardinfarkt. In: Der „stumme" Myokardinfarkt. Springer, Berlin Heidelberg New York, pp 73-78
32. Morgagni JB (1761) De sedibus et causis morborum per anatomen indagatis libri quinque. Venedig 1761 (zit. nach Snellen 1984)
33. Nothnagel H (1867) Angina pectoris vasomotoria. Dtsch Arch Klin Med 3: 309-322
34. Osler W (1910) The lumleian lectures on angina pectoris I-III. Lancet I: 697-702, 839-844, 973-977
35. Parkinson J, Bedford DE (1931) Electrocardiographic changes during brief attacks of angina pectoris. Their bearing on the origin of anginal pain. Lancet I: 15-19
36. Parry CH (1799) An inquiry into the symptoms and causes of syncope anginosa commonly called angina pectoris. London 1799 (zit. nach Snellen 1984)
37. Prinzmetal M, Kennamer R, Merliss R, Wada T, Bor R (1959) Angina pectoris. 1. A variant form of angina pectoris. Am J Med 27: 375-388
38. Rein H (1931) Die Physiologie der Herz-Kranz-Gefäße. Z Biol 92: 101-127
39. Robb GB, Marks HH (1964) Latent coronary artery disease. Determination of its presence and severity by the exercise electrocardiogram. Am J Cardiol 13: 603-618
40. Rougnon NF (1768) Lettre de M. Rougnon a M. Lorry, docteur de la Faculté de Médicine de Paris, touchant les causes de mort de Monsieur Charles, ancien capitaine de cavallerie. Besancon 1768 (zit. nach Snellen 1984)
41. Schimert G (1953) Die Klinik des atypischen Myokardinfarktes. Z Klin Med 152: 1
42. Snellen HA (1984) History of cardiology: a brief outline of the 350 years prelude to an explosive growth. Domker Academie Publ., Rotterdam
43. Selarno D, Hodges M, Graham E, Asinger RW, Mikell FL (1981) Fatal cardiac arrest during continuous ambulatory monitoring. N Engl J Med 311: 1144-1147
44. Stern S, Tzivoni D (1974) Early detection of silent ischaemic heart disease by 24 hour electrocardiographic monitoring of active subjects. Br Heart J 36: 481-486
45. Wood P (1960) Diseases of the heart and circulation, 2nd ed. Eyre & Spottiswoode, London

Literatur

Pathophysiologie der stummen Ischämie

Neuere Ergebnisse zur Pathophysiologie transienter Ischämien

In diesem Abschnitt soll nicht der Versuch gemacht werden, einen repräsentativen pathophysiologischen Abriß sämtlicher Formen von Ischämie zu geben, sondern es sollen neuere Ergebnisse aus Untersuchungen zur Pathophysiologie vorübergehender Ischämiezustände in einer Synopsis dargestellt werden. Probleme persistierender Ischämie, wie beim Myokardinfarkt, und auch die auftretenden Schädigungen im Rahmen einer nachfolgenden Reperfusion sollen hier außer Betracht bleiben. Auch wird in der Betrachtung der transienten Ischämien der pathophysiologische Mechanismus eines gesteigerten Sauerstoffverbrauches bei begrenzter Steigerung des Koronarflusses kürzer abgehandelt werden, als es seiner tatsächlichen Häufigkeit und Bedeutung entspricht. Es haben sich eben auf Seiten der Ischämieauslösung durch dynamische Veränderungen der Gefäßwand mehr neue Erkenntnisse ergeben.

Unter physiologischen Bedingungen beim Gesunden kann der Koronarfluß bei körperlicher Belastung auf das 4- bis 5fache gesteigert werden. Liegt eine fixierte Koronarstenose vor, wird dadurch die Flußsteigerung begrenzt, es wird die Koronarreserve herabgesetzt. Bei einer gleichartigen Belastung, für die unter gesunden Bedingungen eine ausreichende Steigerung des Koronarflusses hätte stattfinden können, wird bei Vorliegen einer Koronarstenose eine Ischämie eintreten, weil der myokardiale Sauerstoffverbrauch im Verhältnis zum Sauerstoffangebot zu hoch ist. Unter den typischen Bedingungen der stabilen Angina pectoris, bei der der Patient regelmäßig bei der gleichen körperlichen Belastungsstufe Ischämiezeichen aufweist oder Angina pectoris verspürt, liegt die hier beschriebene Situation vor. Allerdings zeigt die klinische Erfahrung, daß das hier beschriebene typische Bild nicht das in Wirklichkeit häufige Bild ist. Häufig sind Patienten, die z.T. tageszeitlich, z.T. über längere Zeiträume wechselnde Leistungen bis zum Eintreten einer Ischämie durchführen können [44]. Man muß in diesen Fällen von einer dynamischen Komponente der Koronarstenose ausgehen, und tatsächlich haben Befunde vieler Arbeitsgruppen in den letzten Jahren Anzeichen für die Bedeutung und Häufigkeit einer dynamischen Komponente bei Koronarstenosen nachgewiesen [7, 29, 30, 38, 53, 65].

Das Konzept von z.T. belastungsbedingter und gleichzeitig auch durch

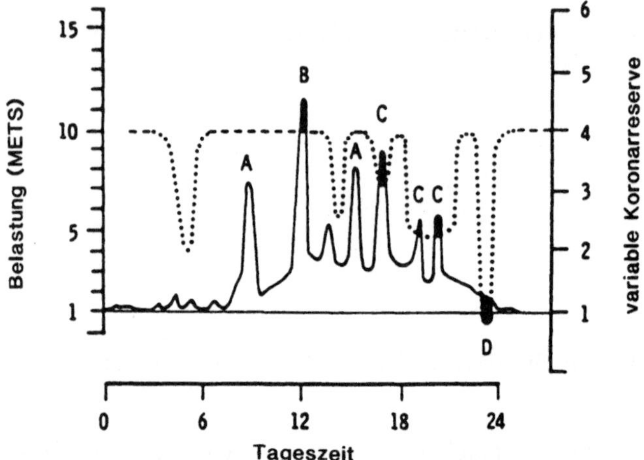

Abb. 2.1 Schematische Darstellung des Zusammenspiels zwischen einer variablen Koronar-reserve bei dynamischer Koronarstenose und unterschiedlichen Graden von körperlicher Belastung (1 *MET* = 3,5 ml/kg/min O_2-Aufnahme). Die durchgezogene Linie repräsentiert die körperliche Belastung, die gepunktete Linie die variable Koronarreserve, den unterschied-lichen Stenosegrad einer dynamischen Koronarstenose. Bei normal hoher Koronarreserve führen auch Belastungsspitzen *(A)* nicht zu Ischämie. Erst sehr starke Belastungsspitzen *(B)* übersteigen die fixierte Obergrenze und lösen Ischämie aus. Bei den mit *C* bezeichneten Isch-ämiezuständen spielt die verminderte Koronarreserve bei inadäquater Vasokonstriktion eine wichtige, im Einzelfall unterschiedlich ausgeprägte Rolle. Belastungszustände, die wie bei *A* zu anderen Zeiten problemlos toleriert werden, können unter den Bedingungen reduzierter Koronarreserve zu Ischämie führen. Bei dem Zustand *D* wird die Koronarreserve so weit reduziert, daß auch unter Ruhebedingungen eine Ischämie eintritt. Dieses entspricht dem aus-geprägten Koronarspasmus. (Nach Maseri [44])

dynamische Stenose bedingter Ischämie ist von Maseri [44] (Abb. 2.1) sehr anschaulich dargestellt worden. Die körperliche Belastung, d. h. der myokar-diale Sauerstoffverbrauch wird im Tagesverlauf als eine auf- und absteigende Linie dargestellt, in der die Belastungsspitzen untertags die Gipfel der zirkadia-nen Kurve darstellen. Darüber liegt die Linie der koronaren Flußreserve, die unter normalen und Ruhebedingungen weit über den möglichen Anforderun-gen des Sauerstoffverbrauchs liegt. Wenn jedoch gleichzeitig eine Steigerung des Sauerstoffverbrauchs und eine Verminderung der koronaren Flußreserve stattfinden, so kommt es zu Überschneidungen der beiden Linien, und dieser nur vorübergehend tolerierbare Zustand ist die transiente Ischämie.

Daß es tatsächlich auch unter den Bedingungen körperlicher Belastung zu inadäquater Vasokonstriktion im Bereich von Koronarstenosen kommen kann, wurde eindrucksvoll von Gage und Mitarbeitern nachgewiesen: In einer Studie mit quantitativer Koronarangiographie wurden die Patienten während der Herzkatheteruntersuchung körperlich belastet, und es wurden mit wiederholten Angiogrammen Veränderungen der Weite der Stenose unter Belastungsbedin-gungen untersucht [29]. Es zeigte sich gerade im Bereich signifikanter Koronar-

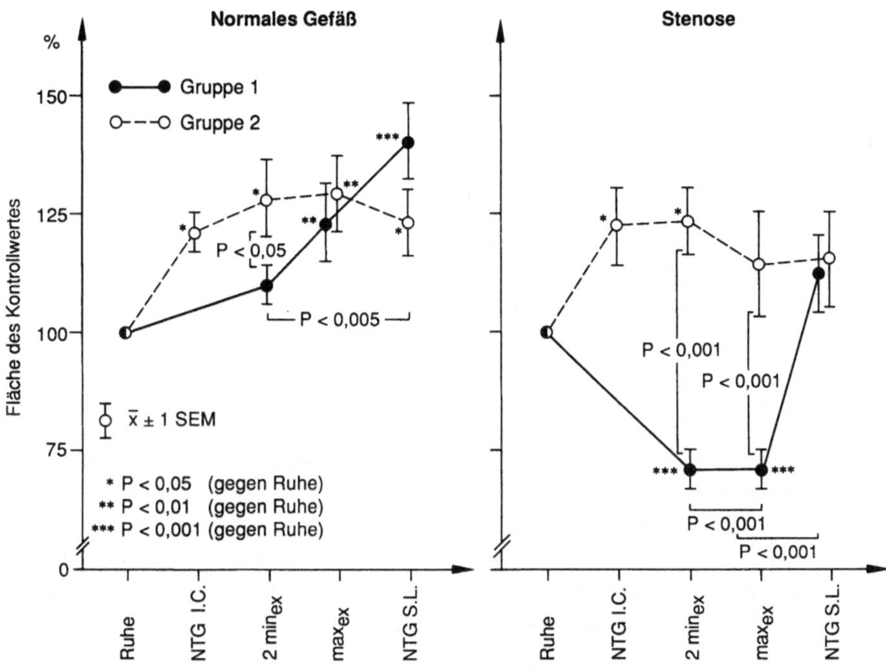

Abb. 2.2 Patienten wurden unter koronarangiographischer Untersuchung mittels Fahrradergometrie belastet. Die dargestellten Werte beziehen sich auf die Weite der Koronargefäße. Bei *Gruppe 1* ohne Vorgabe von Nitroglyzerin i.c., bei *Gruppe 2* mit Vorgabe von Nitroglyzerin. Es zeigt sich eindrucksvoll, daß es im Bereich von Koronarstenosen unter Belastung zu einer Vasokonstriktion kommt, zu einer signifikanten Abnahme der Stenosefläche. Dieser Befund kann in normalen Gefäßabschnitten nicht in der gleichen Weise beobachtet werden. (Nach Gage [29])

stenosen eine deutliche belastungsinduzierte Vasokonstriktion, die in eindrucksvoller Weise durch sublinguales oder intrakoronar verabreichtes Nitroglyzerin abgefangen werden konnte (Abb. 2.2).

Die Erkenntnis, daß koronare Vasomotion auch in der belastungsinduzierten Angina pectoris eine Rolle spielen kann, ist ein wesentlicher neuer Aspekt, der im weiteren noch näher behandelt werden soll. Bei allem Interesse an diesen neuen, für das pathophysiologische Verständnis wichtigen Erkenntnissen, darf jedoch nicht darüber hinweggesehen werden, daß der überwiegende Faktor der Ischämieauslösung bei der überwiegenden Zahl der Patienten die körperliche Belastung ist. Die körperliche Belastung steigert durch Erhöhung der Herzfrequenz und des Blutdrucks den myokardialen Sauerstoffverbrauch. Wenn bei Vorliegen einer fixierten Stenose - oder auch einer inadäquaten Konstriktion bei dynamischer Stenose - die myokardiale Perfusion nicht in entsprechender Weise gesteigert werden kann, resultiert eine Ischämie. Die Determinanten des myokardialen Sauerstoffverbrauchs sind in der Übersicht aufgeführt.

Determinanten des myokardialen Sauerstoffverbrauchs

1) Spannungsentwicklung;
2) kontraktiler Zustand;
3) Herzfrequenz;
4) Verkürzung gegen eine Last (Fenn-Effekt);
5) Depolarisation;
6) Aufrechterhaltung eines aktiven Zustandes;
7) direkte metabolische Effekte von Katecholaminen;
8) Aufnahme von freien Fettsäuren.

Überragende Bedeutung in der Steigerung des myokardialen Sauerstoffverbrauchs haben Anstieg von Herzfrequenz und Blutdruck. In unseren eigenen Untersuchungen [4] und in den Ergebnissen anderer Arbeitsgruppen [13, 14, 20] zeigte sich, daß bei vorübergehenden Ischämieepisoden im Langzeit-EKG zwar überwiegend ein Herzfrequenzanstieg vorliegt, jedoch durchaus nicht immer und nicht so stark wie unter den Bedingungen des Belastungs-EKG. Hieraus ist zu schließen, daß zu unterschiedlichen Tageszeiten in unterschiedlichem Maße auch ein vermindertes Sauerstoffangebot durch inadäquate Vasokonstriktion für Ischämie verantwortlich sein dürfte.

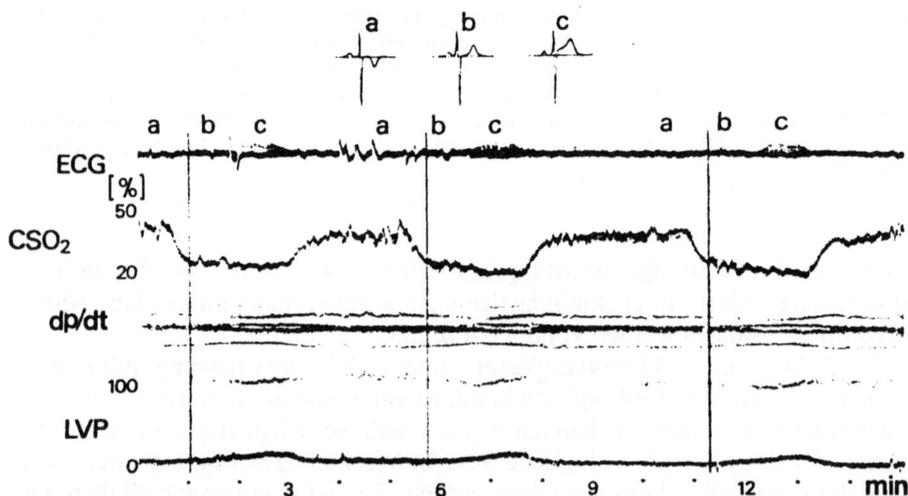

Abb. 2.3 Komprimierte Analogregistrierung von EKG, koronarvenöser Sauerstoffsättigung, *dp/dt* und linksventrikulärem Druck bei Patienten mit Ruheangina. Die Darstellung zeigt, daß als primärer Auslöser der transienten Ischämieepisoden eine Abnahme des Koronarflusses angesehen werden muß. Diese wird durch die Abnahme der koronarvenösen Sauerstoffsättigung dokumentiert. Dieser Befund geht Veränderungen im EKG und an den hämodynamischen Parametern – linksventrikulärem diastolischem Druck und *dp/dt* – eindeutig voraus. Auch die im EKG unter *c* zu beobachtenden ST-Streckenhebungen sind späte Phänomene bei den hier nachweisbaren Ischämieepisoden. (Nach Chierchia [12])

Die Bedeutung einer Abnahme des Koronarflusses für transiente Ischämien, wie sie bei Patienten mit Ruheangina zu beobachten sind, wurde von Chierchia mit sehr eleganten Untersuchungen demonstriert [12]. Mit einem fiberoptischen Katheter, der kontinuierlich die Sauerstoffsättigung im koronarvenösen Blut messen konnte, wurde bei in Ruhe befindlichen Patienten mit intermittierenden Attacken von Angina pectoris nachgewiesen, daß es bei diesen Anfällen zunächst zu einem Absinken der koronarvenösen Sauerstoffsättigung vor EKG-Veränderungen oder Auftreten von Angina pectoris kommt. Die Abnahme der koronarvenösen Sauerstoffsättigung kann aber unter den Bedingungen der Koronarzirkulation nur als Abnahme des Koronarflusses interpretiert werden. Damit konnte Chierchia zeigen (Abb. 2.3), daß das primäre Ereignis bei den transienten Ischämieepisoden seiner Patienten, die in Ruhe auftraten, die Abnahme des Koronarflusses ist.

Eine Abnahme des Koronarflusses durch inadäquate Vasokonstriktion ist vorstellbar im Bereich exzentrischer Stenosen (Abb. 2.4). Das Vorliegen exzentrischer Koronarstenosen wurde von Freudenberg und Lichtlen [27] in eingehenden postmortalen Studien nachgewiesen und von anderen Autoren wieder-

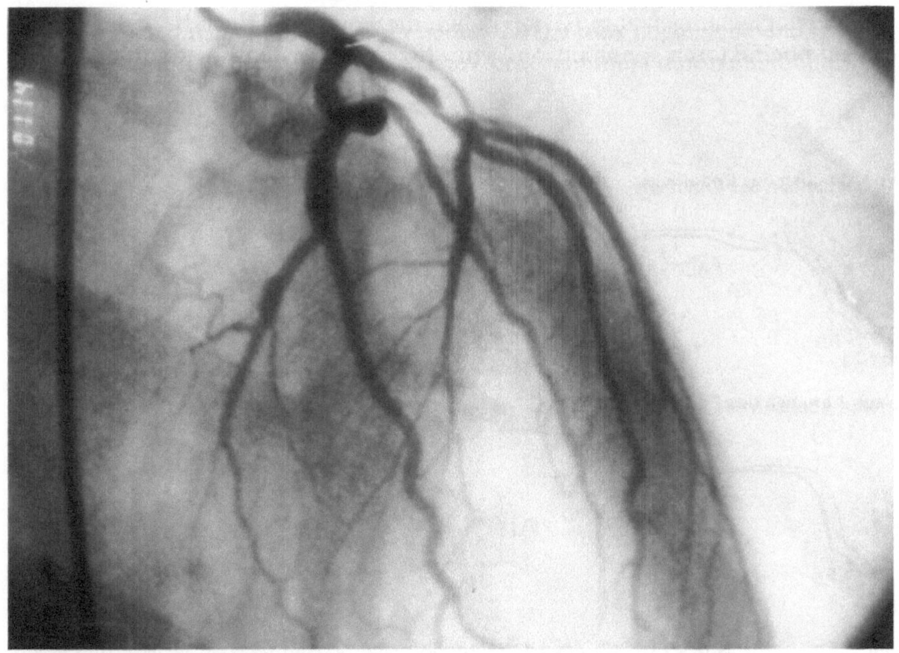

Abb. 2.4 Exzentrische Stenose in der linken Herzkranzarterie im proximalen Abschnitt des R. interventricularis anterior. Es ist deutlich zu erkennen, daß das Lumen im wesentlichen durch einen von oben hereinragenden Prozeß (atherosklerotischer Plaque, Thrombus?) eingeengt wird. Eine Konstriktion im Bereich des nicht befallenen Wandanteils ist bei dieser Situation leicht vorstellbar

holt bestätigt [32, 55]. In einer eigenen Untersuchung mit einem Case-control-Ansatz fanden wir, daß Patienten mit transienten Ischämieepisoden, verglichen mit nach Alter, Geschlecht und Koronarbefund passenden Kontrollen, gehäuft exzentrische Koronarstenosen aufwiesen [5]. Dieses kann als ein Hinweis auf die Rolle einer Vasokonstriktion bei der Entstehung transienter ischämischer Episoden interpretiert werden.

Einen wesentlichen Impuls in die Betrachtung koronarer vasomotorischer Veränderungen brachten die Untersuchungen von Furchgott und Zawadski [28] zur Rolle des EDRF („endothelial derived relaxant factor"). Dieser vom Gefäßendothel unter unterschiedlichen Stimuli produzierte Faktor ist ein hochwirksamer Vasodilatator. Damit kommt dem Endothel der Blutgefäße eine wichtige Rolle in der Kontrolle des Blutgefäßdurchmessers zu. Die Abb. 2.5 zeigt den wesentlichen Befund der ersten Arbeiten von Furchgott: Ein Gefäßpräparat, daß sich unter Acetylcholin normalerweise erweitert, antwortet nach Entfernung des Endothels (durch Abreiben) mit einer Vasokonstriktion. Das bedeutet, daß vom Endothel ein Faktor gebildet werden muß, der auf den Acetylcholinreiz hin eine Vasodilatation vermittelt. Nach Entfernung des Endothels kommt die direkte Wirkung des Acetylcholins auf die glatten Muskelzellen der Gefäßwand mit Vasokonstriktion zum Tragen.

Die Untersuchungen zum EDRF haben die Forschung auch bezüglich anderer Endothelfaktoren stimuliert und vor kurzem zur Indentifikation des EDRF

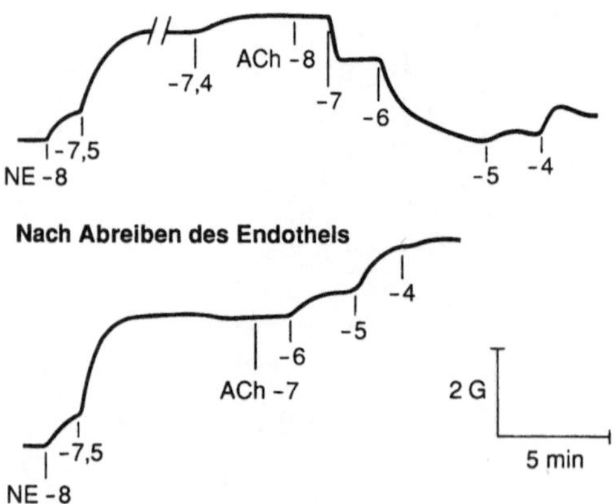

Abb. 2.5 Nachweis des Effektes des EDRF (endothelial derived relaxant factor). Im Gefäßstreifenpräparat, das durch Zugabe von Noradrenalin *(NE)* vorkontrahiert ist, kommt es unter Normalbedingungen (oben) bei Zugabe von Acetylcholin *(ACh)* zu einer Relaxation des Gefäßes. Nach Entfernung des Endothels vom Gefäßstreifenpräparat kommt es unter Acetylcholin zu einer weiteren Vasokonstriktion. Damit ist die von Acetylcholin ausgelöste Vasodilatation als endothelvermittelt (durch EDRF) nachgewiesen worden. (Nach Furchgott [28])

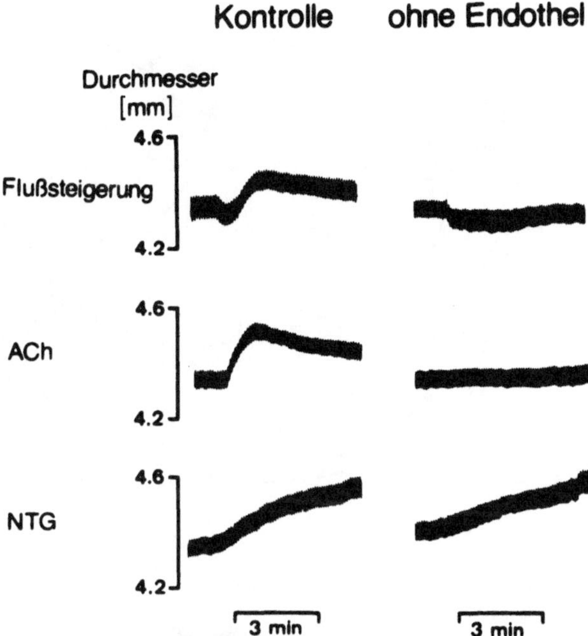

Abb. 2.6 Nachweis der Wirkung von EDRF an Gefäßpräparaten, hervorgerufen durch Flußsteigerung und Acetylcholin *(ACh)*, endothelunabhängige Dilatation durch Nitroglyzerin *(NTG)*. (Nach Busse [8])

als Stickoxid (NO) geführt [21, 50, 51]. Es konnte gezeigt werden, daß EDRF durch eine Vielzahl von humoralen Faktoren freigesetzt wird. Holtz et al. [35] fanden, daß auch eine Flußsteigerung im Gefäß zu einer Freisetzung von EDRF führt, was damit durch lokale Faktoren auch eine flußaufwärts stattfindende Vasodilatation ermöglicht (Abb. 2.6). Dieser Effekt der flußabhängigen Vasodilatation [35] war bereits 1933 von Schretzenmaier [56] beschrieben worden.

Die Bedeutung eines intakten Endothels zur Verhinderung von inadäquaten Gefäßkontraktionen wird durch die Abb. 2.7 a und b verdeutlicht. Insbesondere Produkte, die von aggregierenden Thrombozyten freigesetzt werden, wie Thromboxan A2, Serotonin und ADP, können bei ungehindertem Zutritt zur glatten Muskulatur Kontraktionen auslösen. Nur durch eine intakte Endothelbarriere werden diese Gefäßkontraktionen verhindert [57]. Dieser Mechanismus ist von großer pathophysiologischer Bedeutung, um in Gefäßen, in denen eine Endothelläsion stattgefunden hat, wieder einen Wandschluß zu erreichen und größere Extravasionen oder Blutverluste zu verhindern.

Beim durch Atherosklerose erkrankten und dadurch veränderten Endothel jedoch können paradoxe ischämieauslösende Vasokonstriktionen resultieren.

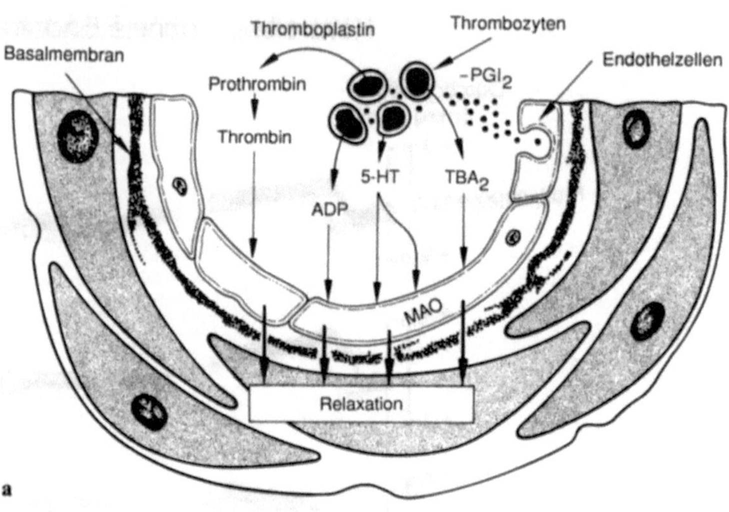

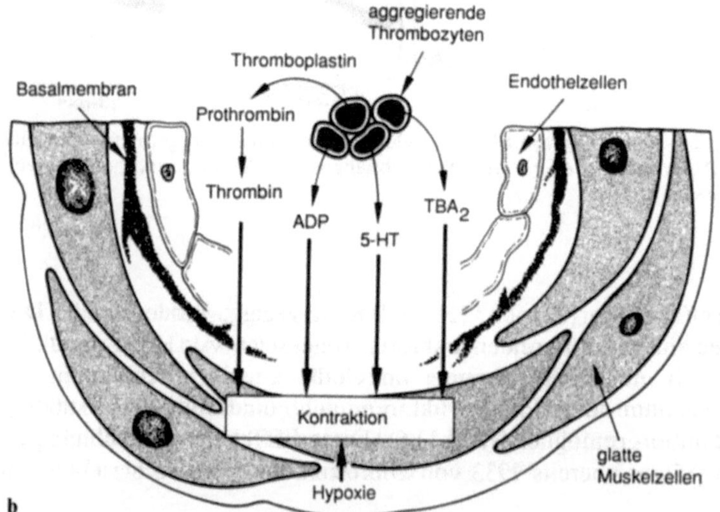

Abb. 2.7 **a** Schematische Darstellung eines Blutgefäßes mit intaktem Endothel. Bei intaktem Endothel führen die von aggregierenden Plättchen freigesetzten Substanzen Serotonin und *ADP* zu einer Relaxation des Gefäßes. **b** Ist das Endothel zerstört, führen dieselben Substanzen zur Kontraktion der glatten Gefäßmuskulatur. (Nach Shepherd und Vanhoutte [57])

Solche paradoxen Vasokonstriktionen durch Acetylcholininfusionen wurden von der Arbeitsgruppe von Selwyn an Patienten nachgewiesen [40].

Das Endothel hält jedoch den Blutfluß nicht nur durch Vasodilatation aufrecht, sondern auch durch seine ausgeprägten antikoagulatorischen und profibrinolytischen Eigenschaften. Diese sind auf der Abb. 2.8 schematisch darge-

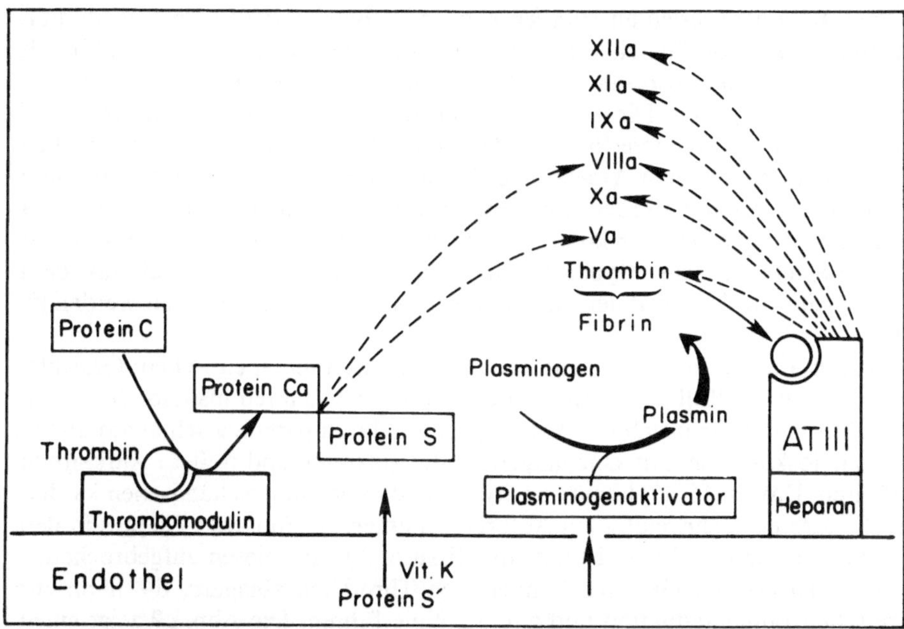

Abb. 2.8 Schematische Darstellung der verschiedenen antikoagulatorischen und profibrinolytischen Aktivitäten des Gefäßendothels. Durch die gerinnungshemmenden Eigenschaften hält sich das Gefäßendothel unter Normalbedingungen frei von Plättchenablagerungen und Gerinnselbildungen. Unter den Bedingungen einer gestörten Endothelfunktion oder einer gestörten Integrität des Endothelzellverbandes können lokale Gerinnungsvorgänge ablaufen und sind in dieser Situation auch zunächst physiologisch sinnvoll. Erst überschießende Thrombenbildung, z. B. unter Einwirkung von aus Plaquematerial freigesetzten Lipiden, kann zu Lumeneinengung und Ischämie führen. (Nach Nees [50])

stellt. Die meisten bisher untersuchten vaskulären Endothelzellen besitzen als festen Bestandteil ihrer luminalen Plasmamembran Thrombomodulin. Thrombomodulin führt zu einer beschleunigten Aktivierung von Protein C, das dann in Kooperation mit Protein S, was auch im Endothel synthetisiert wird, die Gerinnungsfaktoren VIII und V inaktivieren kann. Ein anderer antikoagulativ wirksamer Mechanismus ergibt sich, wenn das in der luminalen Glykokalix vorhandene Heparan sich mit Antithrombin III verbindet. Außerdem ist das Endothel in der Lage, Plasminogenaktivator zu bilden und freizusetzen und damit eine Fibrinolyse einzuleiten. Diese verschiedenen Faktoren verhindern in sehr effizienter Weise die Ablagerungen von Plättchen und Blutgerinnseln auf intaktem Endothel.

In der Genese transienter Ischämien kommt, neben vermehrtem Sauerstoffverbrauch und einem verminderten Sauerstoffangebot durch Vasokonstriktion, noch eine lokale Thrombose als ischämieauslösender Faktor in Betracht. Eine Auslösung kurz dauernder transienter Ischämie bei hochgradigen Koronarstenosen konnte Folts [25] im Hundemodell nachweisen. Bei hochgradig konstringierten Koronararterien an Hunden kam es im Bereich der Stenose wiederholt zu Ablagerung von Plättchenthromben, die dann bei einer gewissen Größe mit dem Blutstrom abtransportiert wurden und so zu intermittierenden Ischämiezuständen Anlaß gaben. Dieses von Folts entwickelte Modell ist inzwischen von anderen Autoren weiterverfolgt worden und bot schon bei dem ursprünglichen Autor den interessanten Aspekt, daß durch Gabe von Acetylsalicylsäure diese Zustände verhindert werden konnten. In 2 großen Studien bei Patienten mit instabiler Angina pectoris konnte die Wirksamkeit von Acetylsalicylsäure auf die Entwicklung von Myokardinfarkt und plötzlichem Herztod aus dem Krankheitsbild der instabilen Angina pectoris heraus nachgewiesen werden [9, 39].

Neben diesen tierexperimentellen und klinisch-therapeutischen Gesichtspunkten hat die Rolle der Thrombose in den letzten Jahren insbesondere beim Krankheitsbild der instabilen Angina pectoris durch pathologisch-anatomische und angioskopische Untersuchungen großes Interesse und weitere Aufklärung erfahren. Davies [16, 17] konnte nachweisen, daß bei akut ischämischen kardialen Syndromen sehr häufig ein Aufbrechen atherosklerotischer Plaques in den Koronararterien zu finden ist („plaque fissuring"). Auf diesen aufgebrochenen atherosklerotischen Gebieten können sich Thromben ablagern, die dann zur kritischen Lumenreduktion und zur Ischämie führen. Die Abb. 2.9 zeigt einen angioskopischen Befund mit einem großen Atherom, das teilweise aufgebrochen ist. Daneben ist auch ein Mechanismus einer intramuralen Blutung und

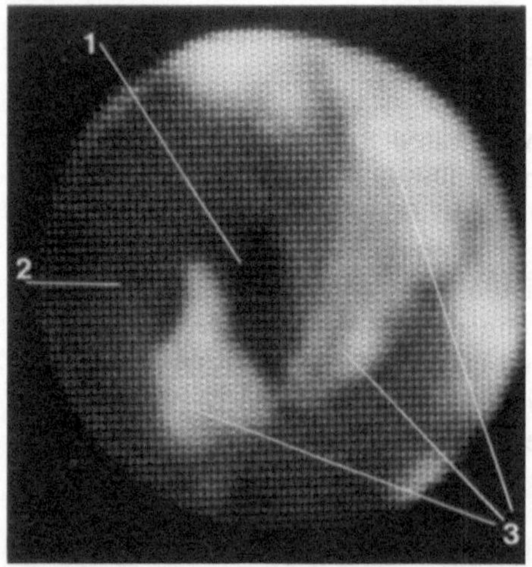

Abb. 2.9 Angioskopischer Blick in eine A. femoralis superficialis. Es ist bei **1** das stenosierte Lumen des weiterlaufenden Gefäßes deutlich zu erkennen, bei **2** normale Gefäßwand und bei **3** atherosklerotisches Plaquematerial, das z. T. eingerissen ist. Dieses eingerissene Plaquematerial verlegt z. T. selbst das Lumen und kann als Kondensationskern für Thrombosen dienen

eines subintimalen Hämatoms denkbar und nachgewiesen worden. Von zentral in den Koronararterien sitzenden Thrombosen aus kann es zu distalen Embolisierungen kommen, die sowohl von Davies [17] als auch von Falk [23] nachgewiesen wurden. Einen wesentlichen Schluß in der Beweiskette des Zusammenhangs von Thrombose und instabiler Angina pectoris lieferten angioskopische Untersuchungen. Sherman et al. [59] führten mit feinen Fiberendoskopen angioskopische Untersuchungen bei Patienten durch, die wegen einer instabilen Angina pectoris einer aortokoronaren Bypassoperation zugeführt wurden. Durch Vorführen des Angioskops von der distalen Anastomosestelle aus konnte die im Angiogramm dargestellte hochgradige Stenosierung genau inspiziert werden. Dabei fand sich, daß bei Patienten mit stabiler Angina pectoris sehr selten, bei Patienten mit instabiler Angina pectoris hingegen nahezu regelmäßig fest aufsitzendes, nicht abspülbares Thrombusmaterial im Bereich einer exulzerierten hochgradigen Stenose gefunden werden konnte.

Diese sehr klaren Befunde erklären auch das bei der instabilen Angina pectoris häufig vorliegende variable angiographische Bild [1]. Forrester entwickelte aus der nun umfangreichen Evidenz des Zusammenspiels zwischen Atherosklerose, Aufbrechen von atherosklerotischen Plaques und Thrombose ein Schema über die verschiedenen Stadien und Übergänge zwischen stabiler Angina pectoris, instabiler Angina pectoris, Myokardinfarkt und fortschreitender Atherosklerose. Dieses Schema ist in Abb. 2.10 wiedergegeben. Es integriert den heutigen Erkenntnisstand zur Pathogenese instabiler Zustände bei der koronaren Herzkrankheit. Auch wenn die hier beschriebenen Untersuchungen an Patienten mit instabiler Angina pectoris durchgeführt wurden, müssen wir doch davon ausgehen, daß bei den Patienten, die einen Myokardinfarkt oder einen plötzlichen Herztod ohne Prodromalsyndrome oder „stumm" erleiden, die gleichen Vorgänge ablaufen.

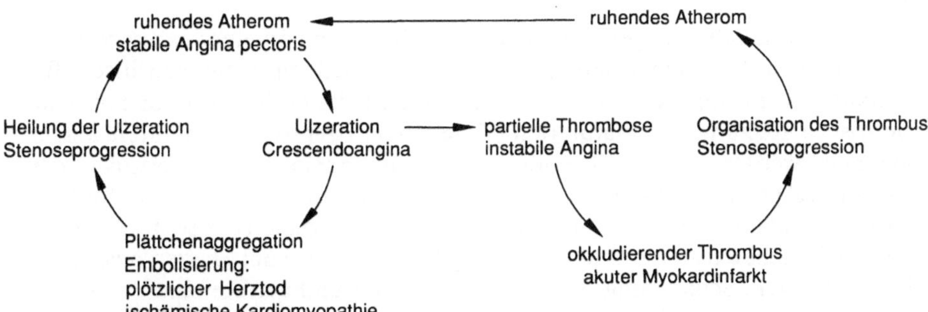

Abb. 2.10 Schema zu pathophysiologischen Zusammenhängen von Atherom, Ulzeration des Atheroms und Thrombose und damit von Angina pectoris, instabiler Angina und Myokardinfarkt. Diese Vorstellungen basieren auf neueren pathologisch-anatomischen und angioskopischen Untersuchungen. (Nach Forrester [26])

Schmerzentstehung und Schmerzmodulation bei kardialer Ischämie

Schmerz ist eine subjektive Erfahrung, die tatsächliche oder vermutete Schädigungen körpereigenen Gewebes reflektiert und die von variabler Intensität ist, aber zeitlich und örtlich zugeordnet werden kann. Schmerz hat nicht nur eine Komponente von Empfindung, sondern auch von Emotion und kognitiv bewußter Wahrnehmung. Schon diese verschiedenen Komponenten zeigen, daß die Schmerzentstehung von ihrem Beginn an den sensorischen Nervenendigungen über das Rückenmark bis zum Cortex ein sehr komplexes System ist, in dem sich schwer einzelne Mechanismen als allein ausschlaggebend darstellen lassen [46].

Ebenen der Schmerzempfindung und mögliche Störmechanismen

periphere Rezeptoren:	– ungenügender Reiz, z. B. Dehnung; – ungenügende Stimulierbarkeit, z. B. bei Vernarbungen;
afferente Leitungsbahnen:	– Polyneuropathie, z. B. Diabetes mellitus;
ZNS:	– im Rückenmark: hemmende absteigende Bahnen; – endogene Opioide (auf verschiedenen Ebenen).

Zwei Hypothesen existieren über die Art, in der aus Ischämie eine afferente Information an das Rückenmark wird: die „Intensitäts-" und die „Spezifitätstheorie".

Die Intensitätstheorie geht davon aus, daß Schmerz von einer exzessiven Stimulation von Rezeptorstrukturen herrührt, die jedoch nicht spezifisch für bestimmte Schmerzreize sein müssen. Andererseits kann Schmerz auch als eine spezifische Reizung von dafür prädefinierten nozizeptiven Strukturen aufgenommen werden. Diese Theorie setzt funktionelle Charakteristika der Schmerzrezeptoren voraus, die sie nur für bestimmte Reize empfindlich machen. Malliani geht davon aus, daß spezifische kardiale Nozizeptoren wahrscheinlich nicht existieren und daß die Unfähigkeit der vom Herzen ausgehenden Afferenzen, Schädigung oder Gefahr konstant und unzweifelhaft zu signalisieren, dagegen spricht, daß ein regelrechtes Warnsystem „Angina-pectoris-Schmerz" existiert [42, 43].

Auf Abb. 2.11 wird der Weg der kardialen Schmerzentstehung schematisch dargestellt. Freie Nervenendigungen werden durch mechanische Stimulation,

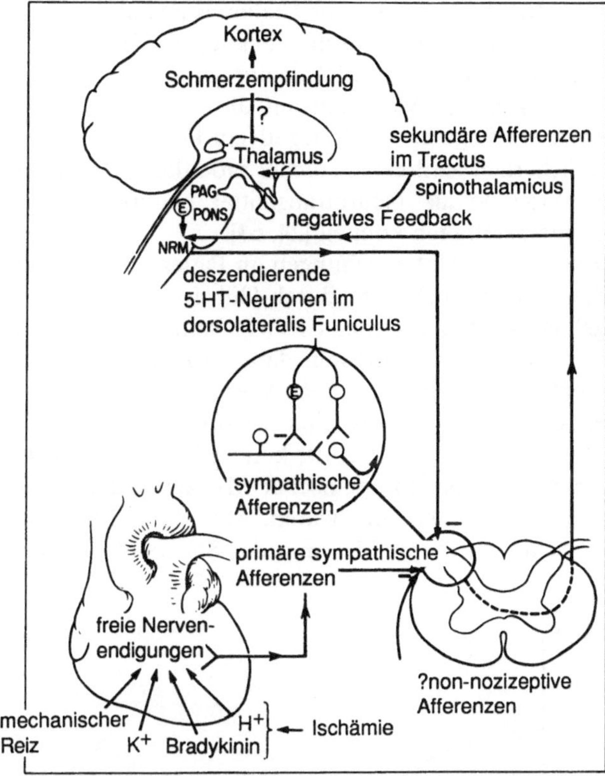

Abb. 2.11 Schematische Darstellung der Schmerzentstehung und Schmerzleitung am Herzen. Durch Ischämie ausgelöste Reize werden vom Herzen über sympathische Nervenfasern zum Rückenmark geleitet und unterliegen im Rückenmark und in den zentralen Strukturen ausgeprägten hemmenden Einflüssen, die für die Schmerzmodulation bis hin zum Auftreten von stummer Ischämie verantwortlich sind. (Nach Campbell [10])

Elektrolyt- und Protonenveränderungen oder z. B. durch lokal freigesetztes Bradykinin, gereizt. Über primäre sympathische Afferenzen geht die Erregungsleitung zu den oberen 5 thorakalen Ganglien des Grenzstranges und tritt in das Hinterhorn des Rückenmarks über den R. communicans albus ein. Es kommt aber auch noch zu einem nozizeptiven Einstrom aus dem kardialen Versorgungsgebiet sympathischer Nerven in höheren Segmenten, den unteren zervikalen Segmenten [41]. Hierdurch ließen sich übertragene Schmerzen im Hals und Kiefer erklären, wobei hier auch vagale Afferenzen eine Rolle spielen dürften [41].

Nachdem die Schmerzfasern über das Hinterhorn das Rückenmark erreicht haben, kreuzen sie und ziehen im Tractus spinothalamicus zentralwärts zu Thalamus und Cortex, wo die bewußte Schmerzwahrnehmung stattfindet. Gleichzeitig kommt es jedoch vom Thalamus aus über die Formatio reticularis lateralis und den Nucleus raphe magnus (NRM) zu absteigenden hemmenden Reizen in Neuronen des Funiculus dorsolateralis. Da diese absteigenden hemmenden Impulse wiederum auf die sympathischen Afferenzen einwirken, ist hiermit ein Regelkreis mit negativem Feedback beschrieben. Es existieren aber mit Sicherheit zahlreiche solcher modulierender Mechanismen, die z.T. endogene Opioide als Neurotransmitter benützen [46], aber auch nichtopioide Systeme beinhalten können [24, 63].

Interessante Untersuchungen an Patienten mit asymptomatischen Myokardischämien führte Droste durch [20]. Einer Gruppe von Patienten, bei denen regelmäßig im Belastungs-EKG Ischämiezeichen nachgewiesen werden konnten, ohne daß die Patienten dabei Angina pectoris verspürten, stellte er eine Patientengruppe mit gleichem Alter und Schwere des Koronarbefundes gegenüber, die Ischämie mit Angina-pectoris-Schmerzen hatten. In unterschiedlichen experimentellen Schmerztests konnte konsistent nachgewiesen werden, daß die Patienten mit asymptomatischer Myokardischämie auch geringer empfindlich für andere Schmerzreize waren. Abbildung 2.12 zeigt, daß bei einem Tourniquet-Schmerztest mit Messung des Sauerstoffpartialdruckes am Unterarm die

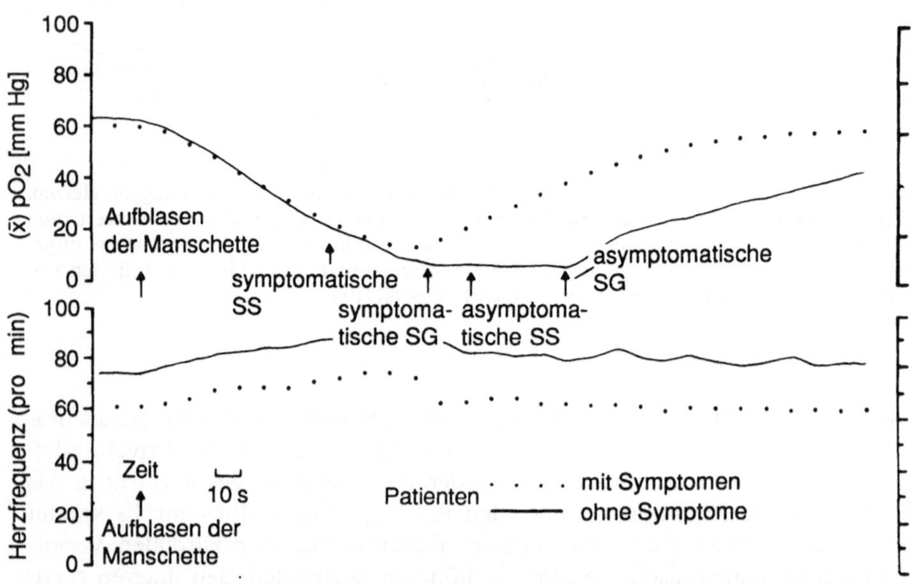

Abb. 2.12 Vergleich der Reaktion auf Tourniquet-Schmerzreize bei Patienten mit symptomatischer und asymptomatischer Myokardischämie. Es zeigt sich, daß Patienten, die symptomatische Myokardischämien haben, auch auf andere Schmerzreize empfindlicher reagieren. Sie haben eine *Schmerzschwelle (SS)* und *Schmerzgrenze (SG)*, die früher und bei noch höheren Sauerstoffpartialdrucken als bei Patienten mit asymptomatischer Myokardischämie einsetzen. Patienten mit asymptomatischer Myokardischämie zeigen eine erhöhte Toleranz auch für andere Schmerzreize. (Nach Droste [20])

symptomatischen Patienten ihre Schmerzschwelle und Schmerztoleranz bei höheren pO_2-Werten und früher erreichen als asymptomatische Patienten. Diese Befunde konnten inzwischen von Glazier et al. [31] mit elektrischen Schmerzreizen bestätigt werden (Abb. 2.13). Auch hier mußten Patienten mit asymptomatischer Ischämie länger und mit höheren Stromstärken stimuliert werden, bis Schwellenwert und Toleranzwert für Schmerzen erreicht wurden.

Diese Untersuchungen scheinen sehr plausibel zu erklären, wieso manche Patienten bei Ischämie Angina pectoris verspüren, andere nicht. Das hat zu dem Konzept eines „Angina-pectoris-Warnsystems" geführt [20], das bei bestimmten Patienten defekt wäre und dadurch zu asymptomatischer Ischämie führen könnte. Die Befunde erklären jedoch nicht, wieso bei denselben Patienten Ischämieepisoden einmal schmerzhaft und einmal schmerzlos ablaufen können. Auf diese Diskrepanz verweist auch Malliani [43].

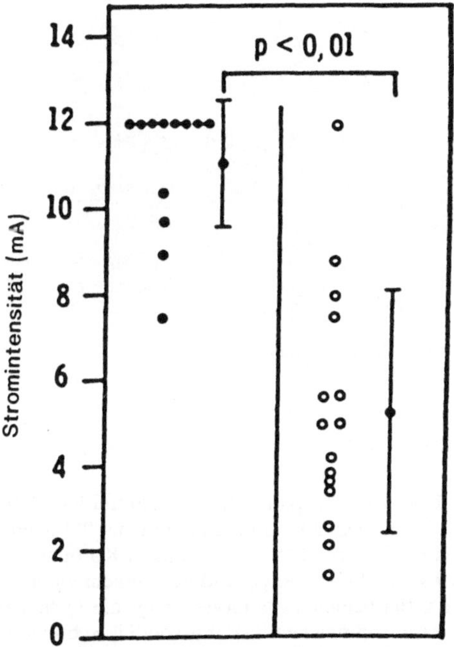

Abb. 2.13 Erhöhte Toleranz für elektrische Hautreizung bei Patienten mit asymptomatischer Myokardischämie. In ähnlicher Weise wie in Abb. 2.12 zeigen Patienten mit asymptomatischer Myokardischämie erst bei höherer Stromintensität eine Grenze ihrer Schmerztoleranz. (Nach Glazier [31])

Ein besonders eindrucksvolles Beispiel für grob unterschiedliche Schmerz-empfindung zwischen 2 Ischämiezuständen am selben Herzen konnten wir bei einem Patienten unter PTCA beobachten. Bei dem Patienten wurde zunächst eine Stenose der rechten Kranzarterie mit Dilatation behandelt, später in derselben Sitzung die linke Kranzarterie. Bei beiden Dilatationen zeigte der Patient, wie auf Abb. 2.14 ersichtlich, eindeutige ischämische vorübergehende ST-Streckenhebungen. Die Dilatation der rechten Kranzarterie, die sogar länger durchgeführt wurde, wurde von dem Patienten nicht schmerzhaft verspürt, während die Dilatation der linken Kranzarterie trotz kürzerer Dauer von deut-

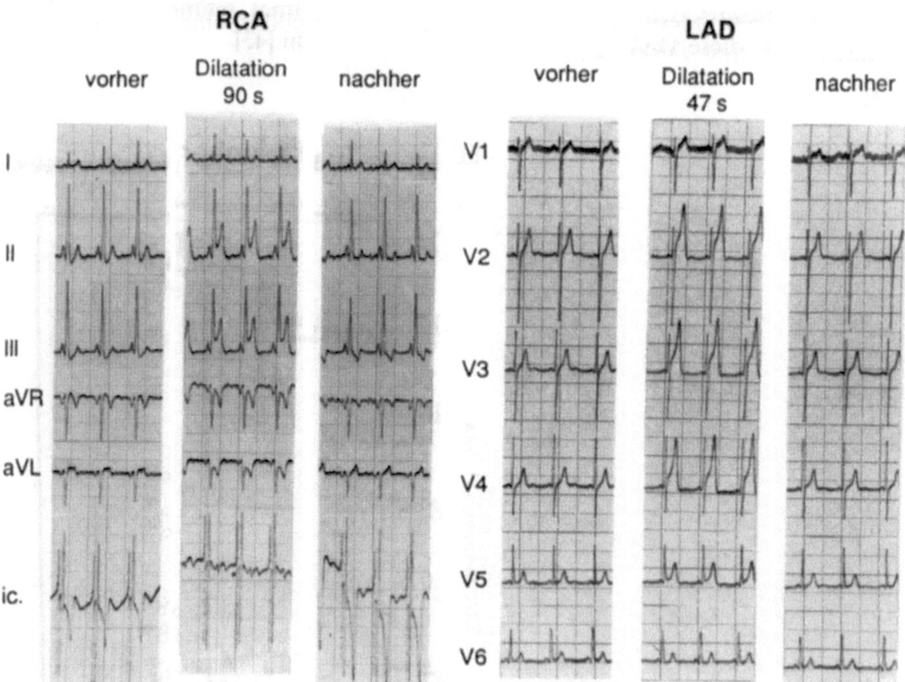

Abb. 2.14   EKG-Registrierungen während PTCA bei einem 57jährigen Patienten. Der Patient hatte eine Zweigefäßerkrankung mit einer 95%igen Stenose der rechten Koronararterie *(RCA)* und einer 75%igen Stenose der linken Koronararterie *(LAD)*. In der gleichen Sitzung wurde zunächst die *RCA* dilatiert und nach einem guten, stabilen Erfolg über 20 min die *LAD* angegangen. Bei beiden Dilatationen zeigt die fortlaufende EKG-Registrierung reversible ausgeprägte Ischämiezeichen in Form von ST-Hebungen. Einmal über den Hinterwandableitungen *II* und *III*, einmal über V2–V5. Der auffällige Befund dabei war, daß der Patient die Dilatation der *RCA ohne Schmerz* tolerierte, während ohne zwischenzeitliche Medikamentengabe die Dilatation der *LAD mit Schmerz* in Form von ausgeprägter Angina pectoris ablief (trotz kürzerer Dilatationszeit)

PTCA: perkutane transluminale koronare Angioplastie.

licher Angina pectoris begleitet war. Aus diesem Einzelbeispiel wird deutlich, wie unzuverlässig das Symptom „Schmerz" als Gradmesser für vorübergehende Ischämie sein kann.

Die Modulation der Schmerzempfindung bei Angina pectoris und stummer Ischämie durch Endorphine stellt ein sehr attraktives Konzept dar. Die Rolle der Endorphine in der asymptomatischen kardialen Ischämie ist immer noch umstritten. Zwar haben einige Untersuchungen gezeigt, daß mit Naloxon durch Unterdrückung der Endorphinwirkung Angina-pectoris-Schmerz bei Belastungstests ausgelöst werden konnte [20, 58, 61], aber mehrere andere Autoren berichteten, daß diese Resultate nicht reproduziert werden konnten [15, 22, 64]. Die fehlende Möglichkeit, mit Naloxon reproduzierbar Angina-pectoris-Schmerz bei Patienten mit stummer Ischämie auszulösen, deutet darauf hin, daß noch andere Mechanismen involviert sein müssen. Es ist damit aber eine Mitwirkung endogener Opioide im komplexen Geschehen der fehlenden Angina-pectoris-Auslösung durchaus noch nicht widerlegt. Es gibt z. B. auch andere Opioidrezeptoren, die auf Naloxon nur in sehr hohen Dosen empfindlich sind oder sogar naloxoninsensitiv [52].

Zusammenfassend ist zu der fehlenden Schmerzgenese bei Ischämie zu sagen, daß die komplexen Abläufe auf der Ebene der Rezeptoren, der Schmerzleitung und der zentralen Inhibition bisher nur in Ansätzen aufgeklärt sind und daß deshalb auch wohl von vornherein eine durchgehende Erklärung für das Phänomen der stummen Ischämie nicht erwartet werden darf.

Spezielle Pathophysiologie stummer Ischämien

In den vorausgehenden Abschnitten wurden die pathophysiologischen Ursachen für vorübergehende Ischämiezustände und die möglichen schmerzphysiologischen Erklärungen für das Phänomen der stummen Ischämie besprochen. Dieser Abschnitt behandelt mögliche Besonderheiten in der Pathophysiologie stummer Ischämien im Vergleich zu symptomatischen Ischämien mit Angina pectoris. Die Frage ist: Gibt es bestimmte pathophysiologische Besonderheiten, die sich vielleicht auch diagnostisch nutzen ließen und die stumme Ischämie von Angina pectoris unterscheiden lassen?

Hier ist zunächst zu unterscheiden zwischen Patienten, die regelhaft asymptomatisch sind, wenn sie Ischämiezustände haben und Patienten, bei denen einige ihrer Ischämiezustände von Angina pectoris begleitet sind, andere aber stumm verlaufen. Es ist also zu unterscheiden zwischen asymptomatischen Patienten und asymptomatischen Episoden. Bei der Untersuchung von asymptomatischen Patienten im Vergleich zu Patienten mit gleich schwerer koronarer Herzkrankheit aber symptomatischer Ischämie hat Droste keine verwertbaren Unterschiede nach körperlichem Untersuchungsbefund, anamnestischen Angaben zu Risikofaktoren und Ergebnissen der Herzkatheteruntersuchung gefunden. Der einzige Unterschied zwischen seinen beiden Gruppen von je 30 Patienten war, daß Patienten mit asymptomatischer Ischämie im Belastungs-EKG schwerere Ischämiezeichen aufwiesen. Die Patienten hatten tiefere ST-Streckensenkungen und mehr Ableitungen, in denen sich gesenkte ST-Strecken zeigten. Bei simpler Betrachtungsweise könnte ja vermutet werden, daß stumme Ischämien einfach nur weniger schwere Ischämien darstellen und daß jede Ischämie letztlich, wenn sie nur genügend schwer ist, zu Angina pectoris führen muß. Diese Meinung ist jedoch gerade nicht richtig und wird bezüglich der Belastungs-EKG-Untersuchungen durch die genannten Befunde eindrucksvoll widerlegt.

In unseren eigenen Untersuchungen zu transienten Ischämieepisoden, wie sie mit dem Langzeit-EKG beobachtet werden können, haben wir den Patienten die Möglichkeit gegeben, Schmerzattacken durch Druck auf einen Ereignisknopf oder durch Eintragungen in einem speziellen Tagebuch festzuhalten. Wenn diese Angaben mit den Ergebnissen der ST-Segmentanalyse im Langzeit-EKG zusammengebracht werden, findet sich, daß nur etwa 35% der nachweisbaren Ischämieepisoden auch tatsächlich von Angina-pectoris-Schmerzen begleitet waren [4]. Wir haben bei unseren Untersuchungen die Ischämieepisoden nach Tiefe der ST-Streckensenkung, Herzfrequenz beim Auftreten der Ischämie und Dauer der ischämischen EKG-Veränderungen aufgetrennt. Bei jedem der 3 genannten Kriterien haben wir jeweils die schmerzhaften Episoden den schmerzlosen gegenübergestellt. Die Abb. 2.15 zeigt diese Gegenüberstellung für die Tiefe der ST-Streckensenkung. Es wäre ja vorstellbar, daß beson-

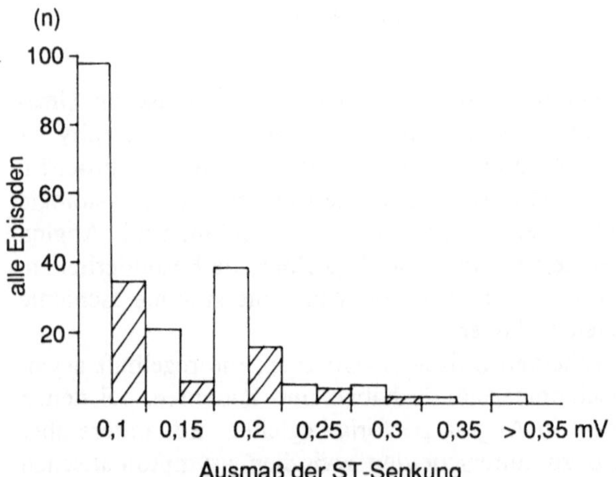

Abb. 2.15 Ausmaß der ST-Streckensenkung bei schmerzhaften und schmerzlosen Ischämieepisoden. Es zeigt sich, daß schmerzhafte Episoden nicht unbedingt durch tiefere ST-Streckensenkungen ausgezeichnet sind. Es gibt sowohl Episoden mit tiefer ST-Streckensenkung, die schmerzlos verlaufen, als auch zahlreiche schmerzhafte Episoden bei nur geringer ST-Streckenabweichung [4]

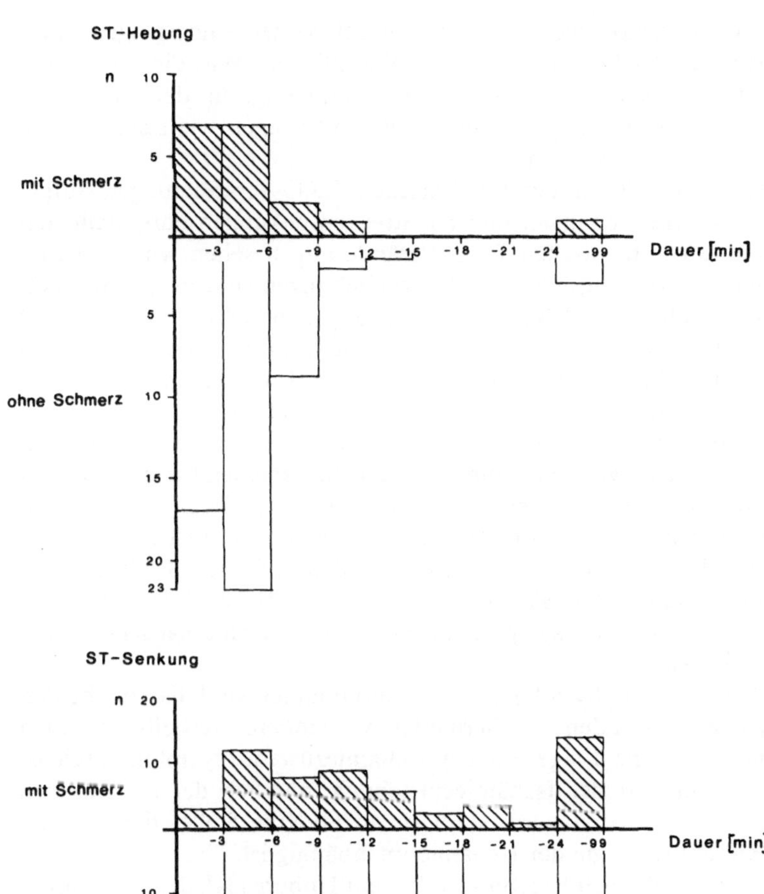

Abb. 2.16 Vergleich von symptomatischen und asymptomatischen Ischämieepisoden mit *ST-Hebung* und *ST-Senkung* nach der Ischämiedauer. Episoden mit ST-Streckenhebung dauern meist kürzer als Episoden mit ST-Senkung, es ist jedoch kein Unterschied zwischen symptomatischen und asymptomatischen Ischämien festzustellen [4]

ders tiefe ST-Streckensenkungen regelhaft mit Schmerzen einhergingen, während geringergradige ST-Senkungen schmerzlos blieben. Wie die Abbildung zeigt, ergibt sich jedoch eine symmetrische Verteilung, in der es ebenso schmerzlose Episoden mit ausgeprägten ST-Veränderungen wie schmerzhafte Zustände bei geringen ST-Senkungen gibt.

In Abb. 2.16 ist die Dauer der ischämischen EKG-Veränderungen aufgetrennt nach ST-Streckenhebungen und ST-Streckensenkungen dargestellt. Bei beiden Formen von ischämischen EKG-Veränderungen sehen wir wiederum ein symmetrisches Verteilungsbild. ST-Streckenhebungen sind insgesamt deutlich kürzer als Episoden mit ST-Streckensenkungen, aber bei beiden Formen ist die Verteilung zwischen symptomatischen und asymptomatischen Episoden ähnlich, und es gibt keinen Hinweis darauf, daß z. B. besonders lange Ischämieepisoden regelhaft von Angina pectoris begleitet wären.

Auch für die Herzfrequenz, wie auf Abb. 2.17 dargestellt, ergeben sich symmetrische Verteilungen zwischen schmerzhaften und schmerzlosen Ischämieepisoden. Lediglich bei ST-Streckenhebungen mit höheren Herzfrequenzen ist ein höherer Anteil von schmerzhaften Episoden zu erkennen. Insgesamt ist aus unseren Untersuchungen zu folgern, daß nach den Kriterien Tiefe der ST-Streckensenkung, Dauer der ST-Streckenveränderungen und Herzfrequenz keine Unterschiede zwischen symptomatischen und asymptomatischen Ischämien festzustellen sind.

Die wesentlichen pathophysiologischen Determinanten sind also bei beiden Arten von Ischämiezuständen gleichermaßen vorhanden. Deshalb darf man davon ausgehen, daß die Frage, ob ein Ischämiezustand symptomatisch ist oder nicht, nicht am Ort der Ischämieentstehung, nämlich der hypoxischen Herzmuskelzelle, entschieden wird, sondern an anderer Stelle, die von der eigentlichen Pathophysiologie der Ischämie unabhängig ist.

Zu etwas unterschiedlichen Ergebnissen kommt Hoberg [34], der bei symptomatischen Episoden häufiger tiefere ST-Streckensenkungen fand. Es ist jedoch auch in seinen Untersuchungen ein breiter Überlappungsbereich zwischen symptomatischen und asymptomatischen Episoden, so daß das Ausmaß der Ischämie sicher nicht als alleinige Determinante für schmerzhafte oder schmerzlose Ischämie dienen kann. Auch aus diesen Untersuchungsergebnissen sollte nicht der falsche Schluß gezogen werden, daß die stumme Ischämie einfach gleichbedeutend wäre mit einer weniger schweren und damit prognostisch unbedeutenden Ischämie.

Zur Frage einer speziellen Pathophysiologie der Auslösung stummer Ischämien im Vergleich zu belastungsinduzierten Ischämien lassen sich Untersuchungsergebnisse von Deanfield anführen: Er fand, wie auf Abb. 2.18 dargestellt, daß bei denselben Patienten unter den Bedingungen des Belastungs-EKG Ischämiezeichen im EKG meistens bei deutlich höheren Herzfrequenzen beobachtet werden konnten als bei Ischämiezuständen, die mit dem Langzeit-EKG registriert wurden. Das deutet darauf hin, daß im Unterschied zur Situation des Belastungs-EKG bei den unter Alltagsbedingungen registrierten Isch-

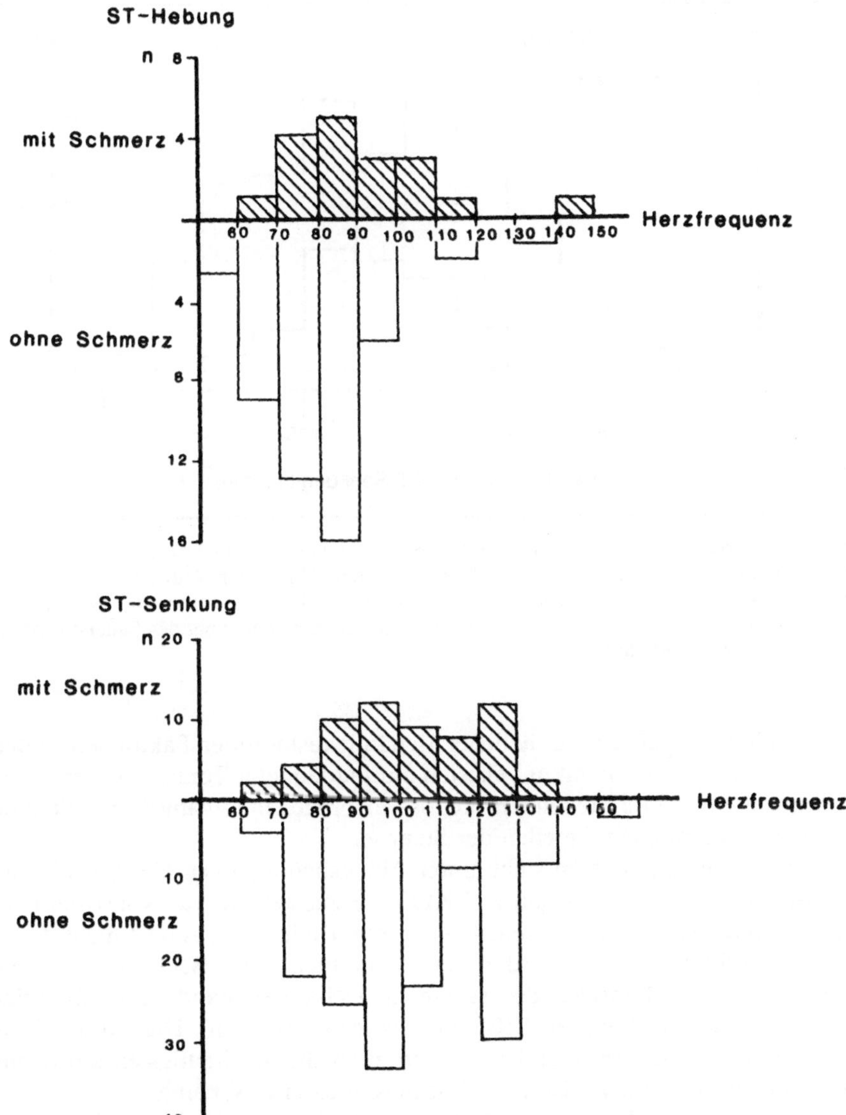

Abb. 2.17 Vergleich von symptomatischen und asymptomatischen Ischämieepisoden bei *ST-Hebung* und *ST-Senkung* nach *Herzfrequenz* bei Beginn der Ischämie. Episoden mit ST-Strekkenhebung sind häufiger bei niedrigen Herzfrequenzen, es zeigen sich jedoch keine gerichteten Unterschiede zwischen schmerzhaften und stummen Episoden [4]

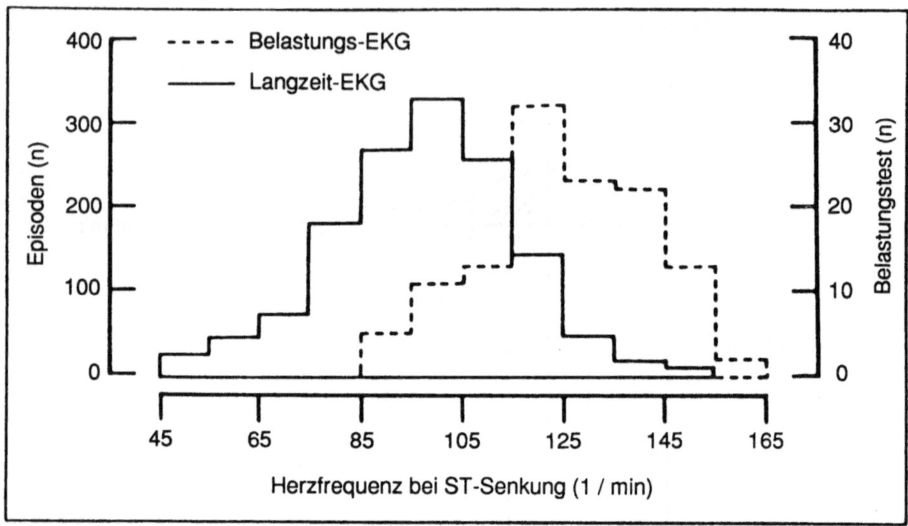

Abb. 2.18 Vergleich der *Herzfrequenzen* bei Auftreten von Ischämiezeichen im Belastungs-EKG und im Langzeit-EKG bei denselben Patienten. Unter den Alltagsbedingungen des Langzeit-EKG treten Ischämiezeichen bei niedrigeren Herzfrequenzen auf, was auf eine zusätzliche Komponente der Ischämieentstehung neben der Steigerung des Sauerstoffbedarfs hinweist. (Nach Deanfield [19])

ämiezuständen noch ein zusätzlicher ischämieauslösender Faktor mit bedeutsam sein muß. Hier kommt am ehesten ein inadäquater Tonus der Gefäßwand im Bereich einer vorbestehenden Stenose in Frage, eine mangelnde Dilatation von noch dynamischen Anteilen der Stenose.

Nach diesen Ergebnissen spielt unter Alltagsbedingungen häufiger als unter den Bedingungen des Belastungs-EKG eine zusätzliche vasokonstriktorische Komponente bei der Ischämieentstehung eine Rolle. Daraus darf nicht der falsche Rückschluß gezogen werden, daß Ischämien unter Belastung eher symptomatisch sind, während die stummen Ischämiezustände nur diejenigen wären, die mit dem Langzeit-EKG zu diagnostizieren sind. Die am häufigsten auftretende Ischämieart – und deswegen auch die am häufigsten auftretende Art stummer Ischämien – ist die belastungsinduzierte Ischämie.

Ein weiteres Problem in der Pathophysiologie stummer Ischämien ist ihre zirkadiane Rhythmik. Es ist zwar bisher nicht eine zirkadiane Rhythmik speziell für stumme Ischämieepisoden nachgewiesen worden, d.h. transiente Ischämieepisoden mit und ohne Schmerz haben die gleiche zirkadiane Verteilung. Allerdings ist man durch die Untersuchungen mit dem Langzeit-EKG auf die ausgeprägte Rhythmik besonders aufmerksam geworden, und sie ist inzwischen von zahlreichen Autoren beschrieben worden [4]. In Abb. 2.19 sind unsere Ergebnisse der Untersuchung von 296 konsekutiven Koronarangiographiepatienten dargestellt. Es sind die Ergebnisse für Episoden mit ST-Strecken-

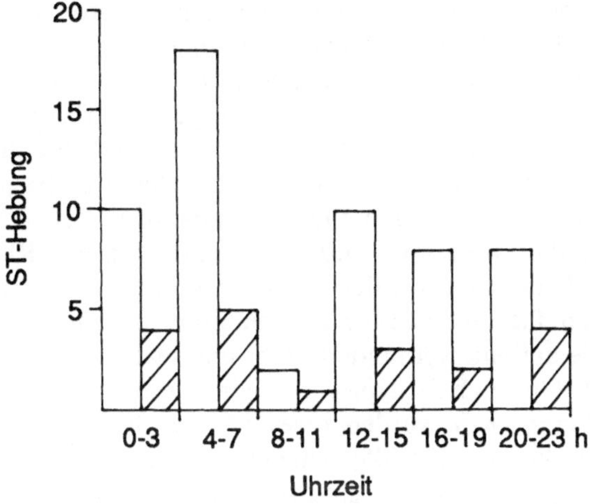

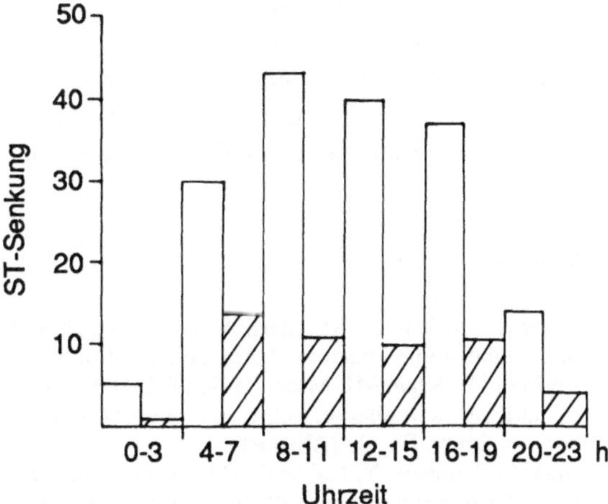

Abb. 2.19 Zirkadiane Rhythmik von symptomatischen und asymptomatischen Ischämieepisoden mit *ST-Senkung* und *ST-Hebung*. Es zeigt sich ein Gipfel in den späten Nacht- und frühen Morgenstunden für Episoden mit ST-Hebung, während ST-Senkungen nachts seltener als tags sind und am frühen Vormittag ihren Gipfelpunkt erreichen. Der Anteil schmerzhafter Episoden zeigt keine zirkadiane Variation [4]

hebung gegenübergestellt den Episoden mit ST-Streckensenkung. Dabei zeigt sich, daß für ST-Streckenhebung ein Gipfel in den späten Nacht- bzw. frühen Morgenstunden zu beobachten ist. Ähnliche Häufungen wurden auch von anderen Gruppen für Patienten mit Variant Angina gefunden [3, 11, 49, 62]. Bei Episoden mit ST-Streckensenkung zeigt sich eine Häufung in den Morgen- und frühen Vormittagsstunden. Auch dieser Befund wurde von anderen Gruppen in ähnlicher Weise gefunden [19, 33, 49, 54]. Die Arbeitsgruppe um Muller hat in

Arbeiten, die im wesentlichen aus der großen MILIS-Studie hervorgegangen sind (Multi Center Investigation of Limitation of Infarct Size) interessante Beobachtungen zur zeitlichen Häufung von Myokardinfarkten, plötzlichen Herztodesfällen und Veränderungen der Thrombozytenaggregabilität vorgelegt [47, 48, 60]. Es drängt sich hier der Gedanke an einen pathophysiologischen Zusammenhang auf. Dennoch erscheint es fraglich, ob die Thrombozytenaggregabilität in ihren Tagesschwankungen der wesentliche Faktor sein kann. Es müßten wohl noch andere zugrunde liegende Rhythmen eine Rolle spielen.

Inzwischen wurden auch für andere Faktoren des Gerinnungssystems, z.B. den Plasminogenaktivatorinhibitor, zirkadiane Schwankungen nachgewiesen, die auf eine verminderte Fibrinolyseaktivität in den Morgenstunden hinweisen [2, 37]. Auch für typische Angina pectoris und die Ischämieauslösung im Belastungs-EKG wurden tageszeitliche Schwankungen mit einem Morgengipfel beschrieben [37, 45]. Untersuchungen, die für stumme Ischämien zu dieser Frage noch fehlen, sind solche, die einen tatsächlichen Zusammenhang beim selben Patienten zwischen den zirkadianen Schwankungen von Gerinnungsparametern oder biochemischen Parametern und Ischämiezeichen nachweisen.

Eine solche Untersuchung wurde von Barnes in eindrucksvoller Weise für Patienten mit Asthma bronchiale vorgelegt: Er zeigte einen Abfall der exspiratorischen Peak-flow-Werte morgens um 4 Uhr zeitgleich mit den niedrigsten Werten für Adrenalin und cAMP und den Gipfelwerten für Histamin [6].

Literatur

1. Ambrose JA, Winters SL, Stern A (1985) Angiographic morphology and the pathogenesis of unstable angina pectoris. J Am Coll Cardiol 5: 609
2. Andreotti F, Khan MI, Maseri A, Kluft C (1987) Major circadian fluctuations of fibrinolytic parameters in relation to the time of onset of myocardial infarction and stroke. Circulation 76, Suppl. IV, 338 (Abstract)
3. Araki H, Koiwaya Y, Nakagaki O (1983) Diurnal distribution of ST-segment elevation and related arrhythmias in patients with variant angina: A study by ambulatory ECG monitoring. Circulation 67: 995–1000
4. Arnim T von, Höfling B, Schreiber M (1985) Characteristics of episodes of ST elevation or ST depression during ambulatory monitoring in patients subsequently undergoing coronary angiography. Br Heart J 54: 484–488
5. Arnim T von, Höfling B, Schreiber MA (1986) Patienten mit spontaner Angina pectoris haben gehäuft exzentrische Koronarstenosen. Ein Hinweis auf die vasospastische Komponente der Ischämieauslösung. Klin Wochenschr 64, Suppl. V, no. 285
6. Barnes P, FitzGerald G, Brown M, Dollery C (1980) Nocturnal asthma and changes in circulating epinephrine, histamine and cortisol. New Engl J Med 303: 263–267
7. Brown BG, Bolson EL, Dodge HT (1984) Dynamic mechanisms in human coronary stenosis. Circulation 70, No. 6: 917–922
8. Busse R, Bassenge E (1985) Regulation des Gefäßtonus über das Endothel. Z Kardiol 74, Suppl. 7, p. 99–106
9. Cairns JA (1985) Aspirin and sulfinpyazone in unstable angina. In: Hugenholtz PG, Goldman BS (eds) Unstable angina, current concepts and management. Schattauer, Stuttgart New York, pp 219–227

10. Campbell S, Rocco MB, Nabel EG, Barry J, Rebecca GS, Deanfield JE, Selwyn AP (1986) Factors determing the activity of ischemic heart disease. Am J Med 80, Suppl. 4C: 9-17
11. Carpeggiani C, Michelassi C, Biagini A, Testa R, Mazzei MG, Emdin M, L'Abbate A (1987) Findings from long-term electrocardiographic monitoring of patients with variant angina in a coronary care unit. Am J Cardiol 60: 36-39
12. Chierchia S, Brunelli C, Simonetti I, Lazzari M, Maseri A (1980) Sequence of events in angina at rest: Primary reduction in coronary flow. Circulation 61: 759-768
13. Chierchia S, Smith G, Morgan M, Gallino A, Deanfield J, Croom M, Maseri A (1984) Role of heart rate in pathophysiology of chronic stable angina . Lancet II: 1353-1357
14. Chierchia A, Mujesan L, Balasubramanian V, Raftery J, Maseri A (1984) Ambulatory ECG and blood pressure monitoring in patients with chronic stable angina. Relationship between myocardial demand and acute ischaemia. Circulation 70, Suppl. II: 452
15. Cohn PF, Patcha R, Singh S (1985) Studies on the pathophysiology of silent myocardial ischemia: effect of naloxone on pain threshold during exercise tests. Clin Res 33: 177A
16. Davies MJ, Thomas A (1984) Thrombosis and acute coronary-artery lesions in sudden cardiac ischemic death. New Engl J Med 310: 1137-1140
17. Davies MJ, Thomas AC, Knapman PA, Hangartner JR (1986) Intramyocardial platelet aggregation in patients with unstable angina suffering sudden ischemic cardiac death. Circulation 73, No. 3: 418-427
18. Dantzig van JM, Becker AE (1986) Sudden cardiac death and acute pathology of coronary arteries. Eur Heart J 7: 987-991
19. Deanfield JF, Maseri A, Selwyn AP, Ribeiro P, Chierchia S, Krikler S, Morgan M (1983) Myocardial ischaemia during daily life in patients with stable angina: its relation to symptoms and heart rate changes. Lancet II: 753-758
20. Droste C, Greenlee MW, Roskamm H (1986) A defective angina pectoris pain warning system: experimental findings of ischemic and electrical pain test. Pain 26: 199-209
21. Editorial (1987) EDRF: eine Übersicht. Lancet (deutsche Ausgabe) 1: 770-771
22. Ellestad MH, Kuan P (1984) Naloxone and asymptomatic ischemia: Failure to induce angina during exercise testing. Am J Cardiol 54: 982-984
23. Falk E (1985) Unstable angina with fatal outcome: dynamic coronary thrombosis leading to infarction and/or sudden death. Circulation 71: 699-708
24. Fields HL (1984) Neurophysiology of pain and pain modulation. Am J Med 77, Suppl. 3A: 2-8
25. Folts JD, Crowell EB, Rowe GG (1976) Platelet aggregation in partially obstructed vessels and its elimination with aspirin. Circulation 54: 365-370
26. Forrester JS, Litvack F, Grundfest W, Hickey A (1987) A perspective of coronary disease seen through the arteries of living man. Circulation 75, No. 3: 505-513
27. Freudenberg H, Lichtlen PR (1981) Das normale Wandsegment bei Koronarstenosen -eine postmortale Studie. Z Kardiol 70: 863-869
28. Furchgott RF, Zawadski JV (1980) The obligatory role of endothelial cells in the relaxation of arterial smooth muscle by acetylcholine. Nature 288: 373-376
29. Gage JE, Hess OM, Murakami T, Ritter M, Grimm J, Krayenbuehl HP (1986) Vasoconstriction of stenotic coronary arteries during dynamic exercise in patients with classic angina pectoris: reversibility by nitroglycerin. Circulation 73: 865
30. Ganz P, Abben RP, Barry WH (1987) Dynamic variations in resistance of coronary arterial narrowings in angina pectoris at rest. Am J Cardiol 59: 66-70
31. Glazier JJ, Chierchia S, Brown MJ, Maseri A (1986) Importance of generalized defective perception of painful stimuli as a cause of silent myocardial ischemia in chronic stable angina pectoris. Am J Cardiol 58: 667-672
32. Hangartner JRW, Charleston AJ, Davies MJ, Thomas AC (1986) Morphological characteristics of clinically significant coronary artery stenosis in stable angina. Br Heart J 56: 501-508
33. Hausmann D, Nikutta P, Hartwig CA, Daniel WG, Lichtlen PR (1987) ST-Segment-Ana-

lyse im 24-Stunden-Langzeit-EKG bei Patienten mit stabiler Angina pectoris und angiographisch nachgewiesener Koronarsklerose. Z Kardiol 76: 554–562

34. Hoberg E (1987) Stumme Ischämien bei stabiler Angina pectoris. Dtsch Med Wochenschr 112: 1197–1200
35. Holtz J, Foerstermann U, Pohl U, Giesler M, Bassenge E (1984) Flow-dependent endothelium-mediated dilatation of epicardial coronary arteries in consecious dogs: effects of cyclooxygenase inhibition. J Cardiovasc Pharmacol 6: 1161
36. Huber K, Resch I, Rosc D, Glogar DH, Binder BR (1987) Thrombotic complications in acute cad can be correlated with elevated plasminogen activator inhibitor levels in plasma. Circulation 76, Suppl. IV, no. 0404
37. Joy M, Pollard CM, Nunan TO (1982) Diurnal variation in exercise responses in angina pectoris. Br Heart J 48: 156–160
38. Karsch KR, Niemczyk P, Voelker L, Seipel L (1984) Dynamik der kritischen Stenose bei Patienten mit instabiler Angina pectoris. Z Kardiol 73: 552–559
39. Lewis HD, Davies JW, Archibald DG, Steinke WE, Smitherman TC, Doherty JE, Schnaper HW, LeWinter MM, Linares E, Pouget JM, Sabharwal SC, Chesler E, DeMots H (1983) Protective effects of aspirin against acute myocardial infarction and death in men with unstable angina. New Engl J Med 309: 396–403
40. Ludmer PL, Selwyn AP, Shook TL, Wayne RR, Mudge GH, Alexander RW, Ganz P (1986) Paradoxical vasoconstriction induced by acetylcholine in atherosclerotic coronary arteries. New Engl J Med 315: 1046–1051
41. Malliani MD, Lombardi F (1982) Consideration of the fundamental mechanisms eliciting cardiac pain. Am Heart J 103: 575–578
42. Malliani A (1986) The elusive link between transient myocardial ischemia and pain. Circulation 73: 201–204
43. Malliani A (1987) Pathophysiology of ischemic cardiac pain. In: Arnim T von, Maseri A (eds) Silent ischemia, current concepts and management. Steinkopff, Darmstadt, Springer, New York, pp 19–24
44. Maseri A, Chierchia S, Kaski JC (1985) Mixed angina pectoris. Am J Cardiol 56: 30E–33E
45. Mattioli G, Cioni G, Andreaoli C (1986) Time sequence of anginal pain. Clin Cardiol 9: 165–169
46. Millan MJ (1987) Central mechanisms of pain control: a survey. In: Arnim T von, Maseri A (eds). Silent ischemia, current concepts and management. Steinkopff, Darmstadt, Springer, New York, pp 1–6
47. Muller JE, Stone PH, Turi ZG, Rutherford JD, Czeisler CA, Parker C, Poole K, Passamani E, Roberts R, Robertson Th, Sobel BE, Willerson JT, Braunwald E, MILIS Study Group (1985) Circadian variation in the frequency of onset of acute myocardial infarction. New Engl J Med 21: 1315–1322
48. Muller JE, Ludmer PL, Willich SN, Tofler GH, Aylmer G, Klangos I, Stone PH (1987) Circadian variation in the frequency of sudden cardiac death. Circulation 75: 131–138
49. Nademanee K, Intarachot V, Josephson MA, Singh BN (1987) Circardian variation in occurrence of transient overt and silent myocardial ischemia in chronic stable angina and comparison with Prinzmetal angina in men. Am J Cardiol 60: 494–498
50. Nees S (1987) Neuere Erkenntnisse zur Physiologie und Pathophysiologie des Gefäßendothels, vor allem im Rahmen der Atherogenese. Internist 28: 699–710
51. Palmer RMJ, Ferrige AG, Moncada S (1987) Nitric oxide release accounts for the biological activity of endothelium-derived relaxing factor. Nature 327: 524–526
52. Paterson SJ, Robson LE, Kosterlitz HW (1983) Classification of opioid receptors. Br Med Bull 39: 31–39
53. Rafflenbeul W, Lichtlen PR (1982) Zum Konzept der „dynamischen" Koronarstenose. Z Kardiol 71: 439–444
54. Rocco MB, Barry J, Campbell S, Nabel E, Cook EF, Goldman L, Selwyn AP (1987) Circa-

dian variation of transient myocardial ischemia in patients with coronary artery disease. Circulation 75: 395–400
55. Saner HE, Gobel FL, Salomonowitz E, Erlien DA, Edwards JE (1985) The disease-free wall in coronary atherosclerosis: its relation to degree of obstruction. JACC 6: 1096–1099
56. Schretzenmayer A (1933) Über kreislaufregulatorische Vorgänge an den großen Arterien bei der Muskelarbeit. Pflügers Arch Ges Physiol 232: 743
57. Shepherd JT, Vanhoutte PM (1986) Mechanisms responsible for coronary vasospasm. JACC 8: 50A–54A
58. Sheps DS, Adams KF, Price C, Orlando G, Margolis B, Koch G (1985) Endorphins are related to pain perception in patients with ischemic heart disease. Clin Res 33: 748A
59. Sherman CT, Litvack F, Grundfest WS, Lee M, Hickey A, Chaux A, Kass R, Blanche C, Matloff J, Morgenstern L, Ganz W, Swan HJC, Forrester J (1986) Demonstration of thrombus and complex atheroma by in-vivo angioscopy in patients with unstable angina pectoris. New Engl J Med 315: 913
60. Tofler GH, Brezinski D, Schafer AI, Czeisler CA, Rutherford JD, Willich SN, Gleason RE, Williams GH, Muller JE (1987) Concurrent morning increase in platelet aggregability and the risk of myocardial infarction and sudden cardiac death. New Engl J Med 316: 1511–1518
61. VanRijn T, Rabkin SW (1981) Effect of naloxone on exercise induced angina pectoris: a randomized double blind crossover trial. Life Sci 38: 609–615
62. Waters DD, Miller D, Bouchard A, Bosch X, Theroux P (1984) Circadian variation in variant angina. Am J Cardiol 54: 61–64
63. Watkins LR, Mayer DJ (1982) Organiziation of endogenous opiate and nonopiate pain control systems. Science 216: 1185–1192
64. Weidinger F, Hammerle A, Sochor H, Smetana R, Frass M, Glogar D (1986) Role of beta-endorphins in silent myocardial ischemia. Am J Cardiol 58: 428–430
65. Winniford MD, Wheelan KR, Kremers MS, Ugolini V, van den Berg Jr. E, Niggemann EH, Jansen DE, Hillis LD (1986) Smoking-induced coronary vasoconstriction in patients with atherosclerotic coronary artery disease: evidence for adrenergically mediated alterations in coronary artery tone. Circulation 73: 662–667

Diagnostik der stummen Myokardischämie

Elektrokardiographische Diagnostik

Ruhe-EKG

Das Elektrokardiogramm mit 12 Ableitungen in Ruhe ist ein diagnostisches Verfahren, um einen Zustand zu dokumentieren, nicht ein dynamisches Geschehen. Deshalb hat das Ruhe-EKG auch seine Bedeutung nicht in der Darstellung vorübergehender Ischämiezustände mit und ohne Belastung, diese sind die Domäne der Belastungs-EKG-Diagnostik und der Langzeit-EKG-Diagnostik. Das Ruhe-EKG kann hingegen einen Sonderfall der stummen Ischämie dokumentieren, den stumm eingetretenen Myokardinfarkt (Abb. 3.1).

Die Studie, der wir die genauesten Zahlen und die längsten Nachverfolgungszeiträume für stumme Myokardinfarkte verdanken, ist die Framingham-Studie [55]. In dieser Studie wurden in einem kleinen Ort in Massachussetts, beginnend 1948, 5127 Menschen in 2jährlichen Abständen untersucht. Zu Beginn der Untersuchung waren die Probanden 30–62 Jahre alt und frei von koronarer Herzerkrankung. Bei den in 2jährlichen Abständen durchgeführten Ruhe-EKG wurden Myokardinfarkte aus typischen Q-Zacken bzw. R-Reduktion diagnostiziert. Von den so diagnostizierten Myokardinfarkten waren ca. 30% unerkannt abgelaufen (Tabelle 3.1).

Als „unerkannt" wurden die Myokardinfarkte bezeichnet, bei denen weder der Patient noch der Arzt die Diagnose eines Myokardinfarktes im zurückliegenden Beobachtungszeitraum gestellt oder erwogen hatten. Diese unerkannten Myokardinfarkte, die im EKG zu diagnostizieren waren, wurden dann weiter unterteilt in solche, die tatsächlich völlig stumm, d. h. symptomlos abgelaufen waren, und andere Fälle, in denen die Patienten sich an atypische Symptome zwar erinnern konnten, aber die Diagnose Myokardinfarkt nicht gestellt worden war. Diese Unterteilung ergab, daß bei beiden Geschlechtern knapp die Hälfte der unerkannten Infarkte völlig symptomlos abgelaufen war, während die andere Hälfte so atypische Symptome hervorgerufen hatte, daß an die diagnostische Möglichkeit eines Myokardinfarktes weder von Arzt noch von Patient gedacht worden war.

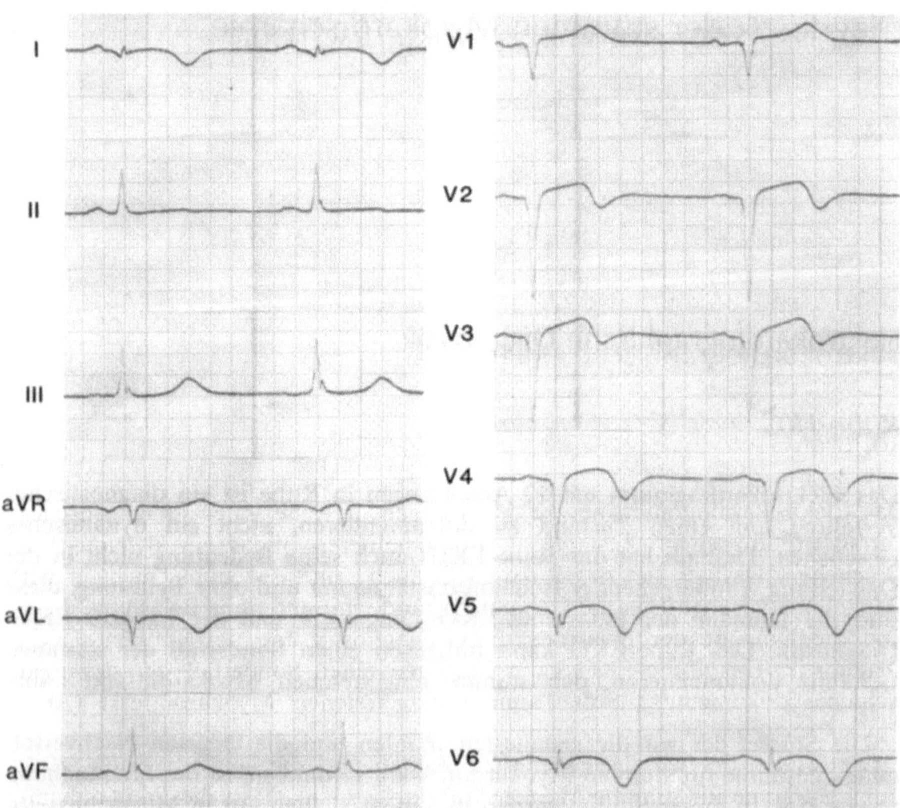

Abb. 3.1 Stummer Myokardinfarkt, diagnostiziert mit dem 12-Ableitungs-EKG in Ruhe bei einem 36jährigen Patienten, der wegen Hämaturie und Nierenschmerzen eine Klinik aufgesucht hatte. Als Ursache der Symptomatik fand sich ein embolischer Nierenarterienverschluß, der Embolus stammte offensichtlich aus einem großen linksventrikulären Vorderwandaneurysma. Den Myokardinfarkt, der das Vorderwandaneurysma verursacht hatte, hatte der Patient nicht bemerkt, er war durchweg in der Zeit vor der Klinikaufnahme seinen normalen Aktivitäten nachgegangen. Ein vager Anhalt fand sich für eine passagere Symptomatik von Unwohlsein ca. 1 Woche vor der Klinikaufnahme. Koronarangiogramm desselben Patienten s. **Abb. 3.15**

Es stellt also das Ruhe-EKG in der Diagnostik stummer Ischämien insofern eine wesentliche Stütze dar, als es einen abgelaufenen Myokardinfarkt unabhängig von anderen Zeichen objektiv dokumentieren kann.

Einen Sonderfall in der Diagnostik mit dem Ruhe-EKG stellt die fortlaufende Registrierung eines 12-Ableitungs-EKG während intrakoronarer Ballondilatation (PTCA) dar. Da bei der PTCA die Koronararterie plötzlich mit einem Ballon verschlossen wird, laufen modellhaft die pathophysiologischen Vorgänge ähnlich wie bei einer plötzlichen Koronarokklusion durch Spasmus

Tabelle 3.1 Anteil unerkannter mit dem EKG diagnostizierter Infarkte in der Framingham-Studie, aufgeteilt nach Alter und Geschlecht

Männer			Frauen	
Alter bei Infarkteintritt (Jahre)	Infarkte insgesamt (n)	Unerkannt [%]	Infarkte insgesamt (n)	Unerkannt [%]
30–44	14	28,6	1	0,0
45–54	67	17,9	17	41,2
55–64	189	25,4	59	30,5
65–74	134	29,1	95	34,7
75–84	62	41,9	56	35,7
85–94	3	33,3	11	45,5
Gesamt	469	27,7	239	34,7

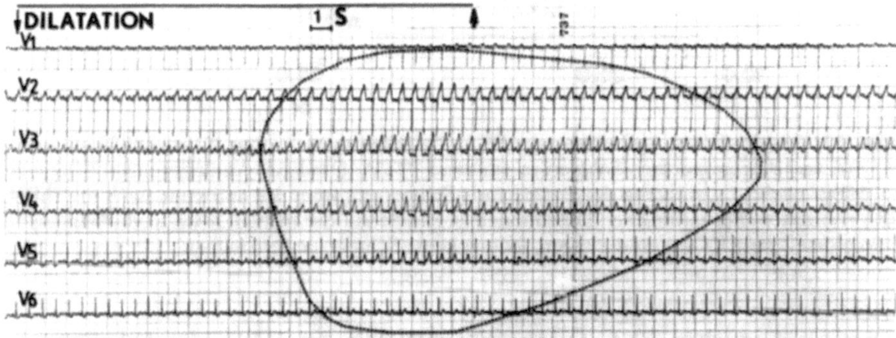

Abb. 3.2 Fortlaufende Registrierung des Brustwand-EKG (10 mm/s) bei einem Patienten während Dilatation des RIVA. Beginn der ischämischen EKG-Veränderungen ca. 11 s nach Beginn der Ballonokklusion. Am frühesten beginnend, am deutlichsten ausgeprägt und am längsten nachweisbar sind die ST-Hebungen in der Ableitung *V3*. Diese kurzdauernde Ischämie wurde von dem Patienten nicht schmerzhaft verspürt

oder Thrombose ab [23, 86]. Durch Verwendung röntgentransparenter Elektrodenkabel konnten wir fortlaufende EKG-Registrierungen während Ballondilatation mit komplettem Brustwand-EKG durchführen. Dadurch wurde die Sensitivität für Ischämiezeichen deutlich erhöht, da ischämische Veränderungen früher und in ihrer Ausdehnung genauer diagnostiziert werden können (Abb. 3.2) [4]. Untersuchungen bei insgesamt 172 Dilatationen konnten zeigen, daß die Brustwandableitungen, insbesondere bei den am häufigsten vorkommenden Stenosen des R. interventricularis anterior, empfindlicher sind als die meist für das Monitoring benützten Extremitätenableitungen. Im Vergleich zur Schmerzsymptomatik zeigte sich eine ganz deutliche Diskrepanz zugunsten

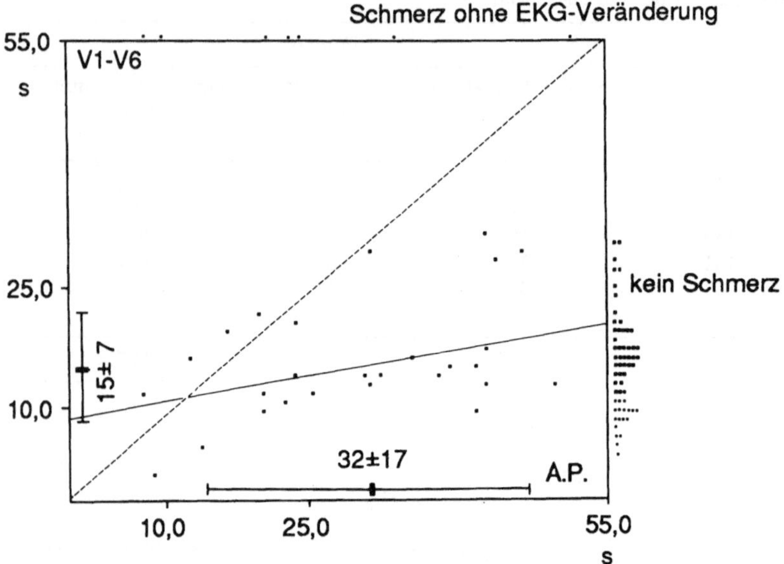

Abb. 3.3 Vergleich des Auftretens von EKG-Veränderungen in den Brustwandableitungen V1–V6 und Angina-pectoris-Schmerzen während PTCA. Die EKG-Veränderungen beginnen im Mittel nach 15 s, während Angina-pectoris-Schmerzen, wenn sie auftreten, nach im Mittel 32 s erscheinen. Bei zahlreichen Dilatationen (s. Punkte auf der rechten Seite, „kein Schmerz") waren deutliche EKG-Veränderungen, jedoch keine Schmerzen feststellbar

einer empfindlichen EKG-Diagnostik: nur etwa die Hälfte der Dilatationen, die von klaren transienten ST-T-Veränderungen begleitet waren, wurden auch schmerzhaft verspürt [5]. In den Fällen mit Schmerz war dieses Symptom erst deutlich nach den EKG-Veränderungen von den Patienten bemerkt worden (Abb. 3.3).

Es kann also das in langsamer Schreibung fortlaufend registrierte Ruhe-EKG als eine empfindliche diagnostische Methode für kurzdauernde Ischämiezustände gelten. Es hat deshalb auch seinen Platz in der akuten Erfolgskontrolle von Thrombolysetherapie bei akutem Myokardinfarkt [43, 46, 57].

Belastungs-EKG

Die Diagnose der stummen Myokardischämie beruht auf der objektiven Dokumentation von ischämischen Veränderungen bei einem Patienten, der frei von Angina pectoris ist. Diese Situation wird bei weitem am häufigsten unter den Bedingungen des Belastungs-EKG anzutreffen sein. Deshalb stellt auch die Belastungs-EKG-Untersuchung den wichtigsten Zugang zu dem Problem der

Tabelle 3.2 Absolute und relative Kontraindikationen für Belastungstests

	Sheffield (1984)	Froelicher (1982, 1983)	Ellestad (1980)	Jones/ Campbell (1982)	Löllgen (1983)
Absolute Kontraindikationen					
– akuter Myokardinfarkt	×	×	×	×	×
– instabile Angina pectoris	×	×	×	×	×
– akute Myokarditis, Perikarditis oder Endokarditis	×	×	×	×	×
– höhergradige Aortenstenose	×	×			×
– Herzinsuffizienz III/IV	×		×	×	×
– schwere arterielle Hypertonie	×			×	
– höhergradige Arrhythmien	×	×	×		×
– AV-Block II/III	×		×		×
– schwere Erkrankungen anderer Organsysteme	×	×	×	×	×
– schwere linksventrikuläre Dysfunktion		×			×
– pulmonale Hypertonie		×		×	×
– Thrombophlebitiden					×
Relative Kontraindikationen					
– bekannte Stenose des linken Hauptstammes	×	×	×		
– schwere arterielle Hypertonie		×	×		×
– mäßiggradige Aortenklappenerkrankung		×	×	×	×
– Kardiomyopathie	×		×		
– ventrikuläre Leitungsstörungen		×			×
– Medikamenteneffekte		×			×
– fixfrequente Schrittmacher		×			
– Myokardinfarkt vor weniger als 4 Wochen				×	×
– Veränderungen im Ruhe-EKG			×	×	

stummen Myokardischämie dar. Größere Serien zu Prävalenz und prognostischer Bedeutung der stummen Ischämie liegen, insbesondere bei total asymptomatischen Patienten, nur für die Diagnostik mit dem Belastungs-EKG vor.

Die Indikationen zum Belastungs-EKG lassen sich in diagnostische Indikationen, prognostische Indikationen und Indikationen zur Therapiekontrolle unterteilen. Beim asymptomatischen Patienten bzw. Probanden werden die Indikationen naturgemäß anders gelagert sein und häufiger aus Reihentests, z.B. bei erhöhter Risikokonstellation, Eignungstests oder Belastungstests vor Beginn eines Trainingsprogramms bestehen.

Über relative und absolute Kontraindikationen zur Belastungs-EKG-Untersuchung gibt Tabelle 3.2 Aufschluß.

Da von verschiedenen Autoren unterschiedliche Auflistungen von Kontraindikationen angegeben werden, haben wir sie hier in Tabellenform einander gegenübergestellt [36, 40, 41, 54, 66, 84]. Bei den schwereren absoluten Kontraindikationen herrscht jedoch weitgehende Übereinstimmung. Wesentlich bei der Beurteilung von, insbesondere relativen, Kontraindikationen wird die individuelle Situation sein: Die Erfahrung des Untersuchers, die Untersuchungssituation (Klinik oder Praxis) und der mögliche diagnostische Gewinn durch das Untersuchungsergebnis müssen hier den Ausschlag für oder gegen die Durchführung des Belastungstests im Einzelfall geben.

Auf technische Einzelheiten der EKG-Registrierungsgeräte, sowie auf notwendige Ausrüstungsdetails, insbesondere Notfallausrüstung und Defibrillator soll hier nicht detailliert eingegangen werden. Es sei auf Empfehlungen von Konsensuskonferenzen hingewiesen [67, 85].

Als Abbruchkriterien für Belastungs-EKG-Untersuchungen gelten an subjektiven Symptomen: das Auftreten von Schwindel, progrediente Angina pectoris oder Dyspnoe. Objektive Befunde, die zur Beendigung der Belastungsuntersuchung führen sollten, sind: An hämodynamischen Befunden ein unzureichender Blutdruckanstieg bzw. Blutdruckabfall oder auch ein übermäßiger Blutdruckanstieg; an elektrokardiographischen Veränderungen sind progrediente Arrhythmien, Erregungsleitungsstörungen und ST-Streckensenkungen

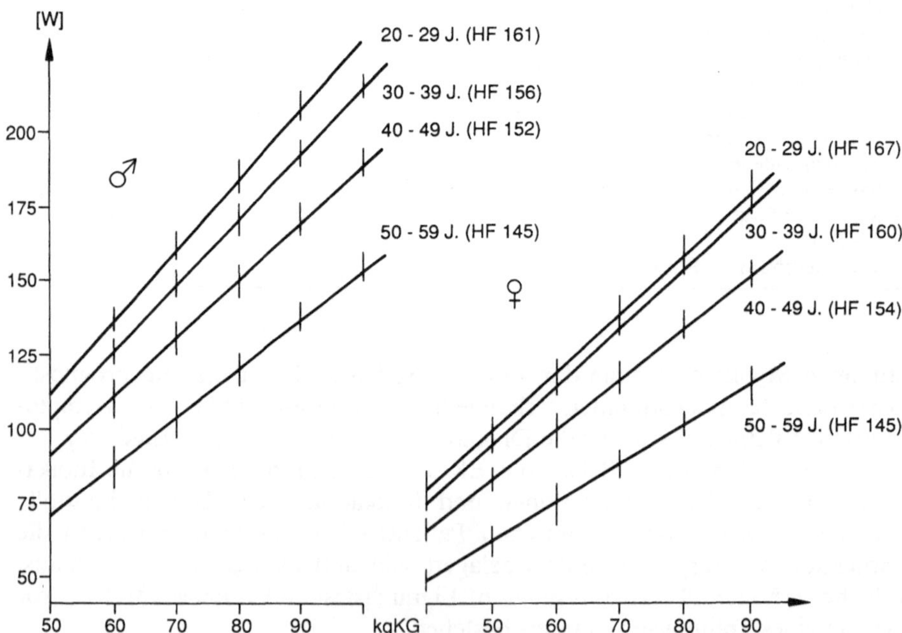

Abb. 3.4 Sollwerte der Wattzahl, die von Männern und Frauen der entsprechend verzeichneten Altersgruppen erreicht werden sollen (Empfehlungen der WHO [60]). Die hier verzeichneten Wattzahlen bedeuten 75% der altersentsprechenden Maximalleistung und stellen daher den Sollwert für eine Belastungsuntersuchung dar

über 0,2 mV (Belastung bis zu tieferer ST-Senkung bei spezieller Indikation) zu nennen. Auch ST-Streckenhebung mit monophasischer Deformierung sollte immer ein Grund zum Abbruch der Belastungsuntersuchung sein.

Die Sollwerte für Untersuchungen von Patienten nach den Kriterien der WHO [60] sind auf Abb. 3.4 wiedergegeben. Es ist zu beachten, daß hier nur die 75%-Werte angegeben sind, d.h. die Sollwerte, die für die Durchführung einer aussagekräftigen Untersuchung mindestens erreicht werden müßten. Diese Sollwerte sind nach Wattzahl angegeben. Sollwerte für Herzfrequenz ergeben sich als Faustregel aus der Formel: *maximale Herzfrequenz = 220 minus Lebensalter.* Von dieser maximalen Herzfrequenz sollten für einen submaximalen Belastungstest 85% erreicht werden.

Die Belastungsformen werden insbesondere zwischen USA und dem europäischen Kontinent unterschiedlich geübt: In USA wird meist die Laufbandergometrie bevorzugt, die eine physiologischere Belastungsform darstellt, Patienten leichter an ihre maximale Sauerstoffverbrauchsgrenze heranführt [41, 83] und bei der die Bandgeschwindigkeit und damit der Belastungsgrad vom Untersucher und nicht vom Probanden reguliert wird. Die Fahrradergometrie, wie sie in Deutschland meistens durchgeführt wird, hat den Vorteil, daß sie bil-

Funktionsgrad	Klinischer Status	O_2-Bedarf (MET) (ml/kg/min)	Laufbandtest (Bruce) 3-min-Stufen km/h % Steigung	Laufbandtest (Kattus) 3-min-Stufen km/h % Steigung	Laufbandtest (Balke) % Steigung bei 5,5 km/h	Fahrradergometer für 70 kg Körpergewicht [W]
Normal und I		56,0				
		52,5			24	
		49,0		6,4 22	22	
	körperl. aktive Person	45,5	6,7 16		20	250
	körperl. aktive Person	42,0		6,4 18	18	225
	körperl. aktive Person	38,5			16	200
	körperl. aktive Person; Gesund, inaktive Person	35,0		6,4 14	14	175
	körperl. aktive Person; Gesund, inaktive Person	31,5	5,5 14		12	150
	körperl. aktive Person; Gesund, inaktive Person	28,0		6,4 10	10	
	körperl. aktive Person; Gesund, inaktive Person; krank, Erholung	24,5	40 12	4,8 10	8	125
II	Gesund, inaktive Person; krank, Erholung; krank, Symptomatik	21,0			6	100
II	Gesund, inaktive Person; krank, Erholung; krank, Symptomatik	17,5	2,75 10	3,2 10	4	75
III	krank, Erholung; krank, Symptomatik	14,0			2	50
III	krank, Erholung; krank, Symptomatik	10,5				25
III	krank, Erholung; krank, Symptomatik	7,0				
IV	krank, Symptomatik	3,5				

Abb. 3.5 Vergleichsauflistung von Sauerstoffbedarfswerten in *MET* bei verschiedenen Protokollen für Laufbandtests und Fahrradergometrie. (Nach Löllgen und Ulmer [67])

liger ist, weniger Platz braucht und durch stabile Position von Armen und Thorax bessere EKG-Registrierungen und Blutdruckmessungen erlaubt.

Eine Gegenüberstellung der Belastungsintensitäten bei verschiedenen Belastungsformen mit den dabei zu erzielenden Sauerstoffaufnahmewerten zeigt Abb. 3.5.

Hier hat sich die Wiedergabe der Sauerstoffaufnahme in MET, metabolischen Äquivalenten, eingebürgert, wobei 1 MET 3,5 ml/kg/min Sauerstoffaufnahme entspricht. Empfehlungen für ein Untersuchungsprogramm in der Fahrradergometrie sind auf Tabelle 3.3 wiedergegeben.

Als pathologische Reaktion im Elektrokardiogramm während der Belastung gilt insbesondere die ST-Streckensenkung: Eine horizontale oder deszendierende ST-Streckensenkung um mehr als 0,1 mV zwischen 0,06 und 0,08 s nach dem J-Punkt gilt ebenso als pathologisch wie eine langsam aszendierende ST-Streckensenkung, die 0,06–0,08 s nach dem J-Punkt noch unter 0,2 mV beträgt. Ellestad [36] hat darauf hingewiesen, daß langsam aszendierende ST-Strecken im Belastungs-EKG auch noch bei 0,15 mV eine signifikant pathologische Bedeutung haben.

Hebungen der ST-Strecke gelten ab 0,1 mV als pathologisch. Ein Beispiel einer typischen Ischämiereaktion unter Belastung mit deszendierender ST-Streckensenkung ist in Abb. 3.6 wiedergegeben.

Verschiedene Autoren haben unterschiedliche Häufigkeiten gefunden, mit der solche ischämischen EKG-Veränderungen unter Belastung auftreten können, ohne daß der Patient dabei Angina pectoris verspürt. Nimmt man die in Tabelle 3.4 zusammengestellten Arbeiten als Summe zusammen, so kommt man auf eine Häufigkeit von 34% stummer ST-Segmentsenkungen.

Tabelle 3.3 Empfehlungen für ein Untersuchungsprogramm für die Fahrradergometrie (nach Löllgen u. Ulmer [67])

Anwendungsbereich	Eingangsstufe	Steigerung
Praxis, Klinik („Routineergometrie"), Arbeitsmedizin	50 W, bei erhöhter Leistungsfähigkeit 75–100 W	25 W/2 min
Praxis, Klinik, Begutachtung, Nuklearmedizinische Untersuchungen	50 W, bei eingeschränkter Leistungsfähigkeit: 25 W	25 W/2 min
Sportmedizin	50 W (w.), 100 W (m.), evtl. 150 W	50 W/3 min, im Bereich der Ausbelastung evtl. Steigerung um 25 W

Vorbedingungen: 5 min; als Ruhewerte werden die Messungen der letzten 3 min vor Belastungsbeginn herangezogen, jedoch alle Meßwerte in Ruhe notiert.
Nachphase: 6 min; in dieser Zeit Messung von Blutdruck und Herzfrequenz, Registrierung des EKG.

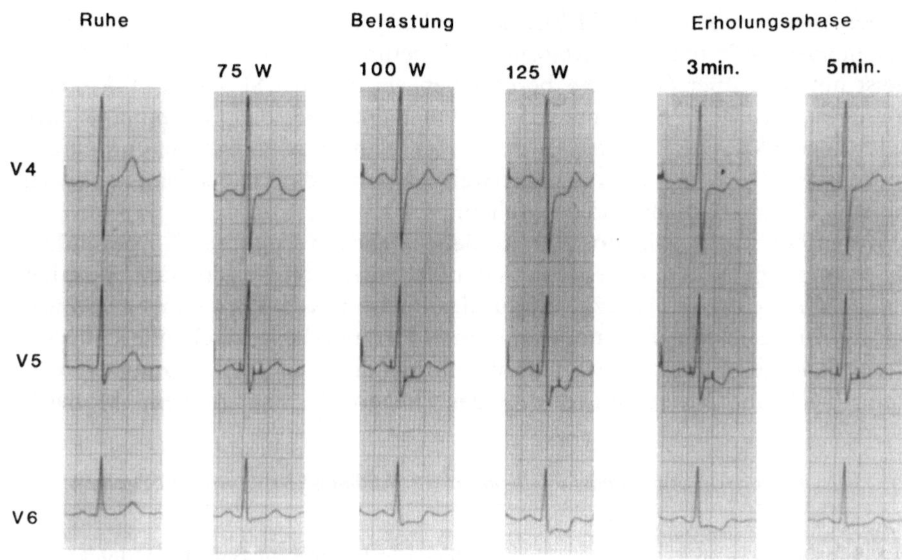

Abb. 3.6 Typische Ischämiereaktion während Belastungs-EKG. Unter Belastung bis 150 W entwickelt der Patient (62 Jahre, m.) eine zunächst geringgradige, später ausgeprägte deszendierende ST-Streckensenkung in der Ableitung *V5*. Diese Belastungsuntersuchung war für den Patienten nicht mit Angina pectoris verbunden

Tabelle 3.4 Häufigkeit von stummer Ischämie während Belastungs-EKG-Tests bei Patienten mit koronarer Herzkrankheit. (Nach Rozanski und Berman [78])

Autoren	Patienten mit positivem Belastungs-EKG (n)	Patienten ohne Angina pectoris (n)	Häufigkeit von stummer ST-Senkung [%]
Bartel et al.	135	23	17
Rios u. Hurwitz	24	12	50
Piessens et al.	26	5	19
Allen et al.	24	9	36
Jelinek et al.	71	18	25
Bailey et al.	24	14	58
Tonkon et al.	59	15	25
Berman et al.	102	48	47
Cole u. Ellestad	295	98	33
Lindsey u. Cohn	122	44	36
Selwyn et al.	100	20	20
Weiner et al.	146	65	45
Borer et al.	34	8	24
	1162	379	34

Der Anteil von stummen ST-Streckensenkungen ist damit niedriger, als er für Ischämiezustände mit dem Langzeit EKG gefunden wurde, hier ist der Anteil meist um oder über 60%–70% beschrieben worden [6, 78]. Diese Diskrepanz könnte ihre Ursache darin haben, daß Patienten unter den Bedingungen des Belastungs-EKG eher auf das Auftreten von Schmerzen vorbereitet und darauf konzentriert sind, so daß möglicherweise hemmende Mechanismen, die zu anderen Zeiten wirksam sind, wegfallen.

Wesentlich in der Diagnostik mit allen objektiven Verfahren, insbesondere bei asymptomatischen Patienten, sind die Fragen von Sensitivität, Spezifität und prädiktivem Wert. Hierzu sind für das Belastungs-EKG in seiner Vorhersagekraft für das Vorliegen einer koronaren Herzkrankheit eingehende Untersuchungen vorgelegt worden [32]. Es soll auf die diagnostische Wertung des Belastungs-EKG in der Gesamtstrategie der Diagnostik der stummen Myokard-

---

Ursachen eines falsch-negativen oder falsch-positiven Belastungs-EKG (Nach Löllgen [66])

Falsch-negatives Belastungs-EKG	
Methodische Ursachen	– unzureichende Belastungsintensität (-höhe)
	– unzureichende EKG-Ableitung
	– fehlende Beachtung anderer Befunde
	(Herzfrequenz, Blutdruck, Symptome)
	– muskuläre Erschöpfung
	– Fehler des Beurteilers
Kardiale Ursachen	– koronare Eingefäßerkrankung
EKG-Veränderungen	– Rechtsschenkelblock
	– linksanteriorer Hemiblock
	– Rechtsherzhypertrophie
Medikamentöse Ursachen	– β-Rezeptorenblocker
	– Chinidin
	– Phenothiazin
Falsch-positives Belastungs-EKG	
EKG-Veränderungen	– Linksschenkelblock
	– WPW- und LGL-Syndrom
	– Senkung der ST-Strecke in Ruhe über 0,05 mV
Medikamenteneinfluß	– Digitalis
	– Diuretika
	– α-Methyldopa
Verschiedene Erkrankungen	– Mitralklappenprolaps
	– Hyperventilation
	– Hypokaliämie
	– Myxödem
	– CO-Exposition
	– schwere Anämie
	– hochgradige Ruhetachykardie
	– Kardiomyopathie (kongestiv und hypertroph)
	– Aortenvitien

ischämie weiter unten näher eingegangen werden. Es sei nur an dieser Stelle schon erwähnt, daß ein Problem in der Bewertung der diagnostischen Aussage des EKG darin liegt, daß ein „Goldstandard" für die Diagnose „Ischämie" nicht vorliegt. Die als „Goldstandard" meistens benützte Koronarangiographie kann zwar das Vorliegen einer fixierten koronaren Herzkrankheit sehr sicher diagnostizieren, damit ist aber doch etwas anderes festgestellt worden als mit dem Begriff Ischämie als Ungleichgewicht von Sauerstoffangebot und Sauerstoffbedarf des Myokards gemeint ist.

Mit dieser Einschränkung müßten die auf S. 50 aufgeführten möglichen Ursachen eines falsch-positiven und falsch-negativen Belastungs-EKG eigentlich in „nichtischämische" und „möglicherweise ischämische" Ursachen weiter unterteilt werden [79].

ST-Segmentanalyse im Langzeit-EKG

Wie bereits oben beschrieben, wird die stumme Ischämie am häufigsten mit dem Belastungs-EKG diagnostiziert. Hierfür liegen auch die größten Studien für Prävalenz und prognostische Bedeutung der stummen Ischämie vor, auf die in den späteren Kapiteln noch genauer eingegangen werden soll. Dennoch hat die Diagnostik mit dem Langzeit-EKG die Problematik der stummen Ischämie in besonderer Weise in das Bewußtsein der behandelnden Ärzte gebracht und neue Aspekte in der Diagnostik und Therapie eröffnet. Seit bekannt ist, daß unter Beachtung gewisser technischer Voraussetzungen [11, 17, 85] und bei vorsichtiger Auswertung [7] tatsächlich Ischämie diagnostiziert werden kann [27, 81, 89], sind zahlreiche Autoren auf die Häufigkeit von stummen Ischämieepisoden aufmerksam geworden. Das hat zu einem zunehmenden Interesse am Problem der stummen Ischämie geführt und zur Entwicklung eines Konzepts der ischämischen Gesamtbelastung („total ischaemic burden") [24, 35], die sich aus den über den Tag verteilten symptomatischen und asymptomatischen Ischämiezuständen zusammensetzt. Studien zur prognostischen Bedeutung stummer Ischämieepisoden liegen jedoch noch nicht in großer Zahl vor (s. Kap. „Prognose") und günstige therapeutische Effekte auf die Prognose können bisher auch noch nicht als ausreichend untersucht gelten.

Die technischen Voraussetzungen für die ST-Segmentanalyse im Langzeit-EKG waren ein viel diskutiertes Problem, das sich jedoch in der letzten Zeit durch technische Weiterentwicklungen beruhigt hat. Da die ST-Strecke des EKG überwiegend aus niedrigen Frequenzen besteht [15], wurde ein wesentlicher Wert auf die Abbildungstreue des Langzeit-EKG-Systems im Niederfrequenzbereich gelegt [17], entsprechend den Anforderungen der American Heart Association. Es konnte gezeigt werden, daß diese Voraussetzungen am ehesten durch frequenzmodulierende Systeme zu erreichen sind [11, 17].

Neuere Untersuchungen zeigten jedoch, daß nicht nur das Amplitudenverhalten, sondern auch Phasenverschiebungen zu wesentlichen Distorsionen des

EKG-Komplexes führen können [90] und deshalb in die Betrachtung mit einbezogen werden müssen. Untersuchungen mit Fast-Fourier-Transformation konnten nachweisen, daß auch ohne Ausdehnung der Frequenztreue in den Niederfrequenzbereich ischämische EKG-Veränderungen zuverlässig abgebildet werden können [59]. Neben Amplituden- und Phasentreue ist ein wichtiges Kennzeichen einer guten Langzeit-EKG-Registrierung eine stabile Nullinie. Auch dieses Kriterium wird am ehesten durch frequenzmodulierende Geräte erreicht [90] und muß in die Gesamtbeurteilung eines Systems einbezogen werden.

Für die praktische Beurteilung, die ja das ganze System von Recorder, Analysegerät und Schreiber umfassen muß, hat es sich bewährt, am Ort der Untersuchungen Vergleiche zwischen Langzeit-EKG und Belastungs-EKG durchzuführen. Dabei wird an Patienten, die während Belastung ST-Streckensenkungen entwickeln, gleichzeitig mit beiden Geräten das EKG abgeleitet [1, 91]. Probleme der Amplitudengenauigkeit und Phasenverschiebung sind wesentlich durch die Bandaufnahme des EKG bedingt. Sie werden sich deshalb durch die in Zukunft zu erwartende Technologie der digitalen Direktaufzeichnung auf Festspeichermedien nicht mehr ergeben. Hier liegen allerdings bisher noch keine ausreichenden Untersuchungen, insbesondere nicht für kontinuierliche Registrierungen über 24 h, vor.

Die Wahl der Ableitungen für die ST-Segmentanalyse wird von unterschiedlichen Autoren unterschiedlich gehandhabt. Die Abweichungen sind aber wohl von nur geringer praktischer Bedeutung. Die meisten Langzeit-EKG-Systeme bieten eine 2-Kanal-Registrierung an, neuere 3-Kanal-Systeme befinden sich derzeit in Erprobung. Für die Wahl der Ableitungen gehen einige Autoren von variablen Ableitungspunkten aus, die nach der Höhe der R-Zacken und den ST-Veränderungen im Belastungs-EKG ausgewählt werden [25, 47]. Meistens wird sich dabei eine bipolare Ableitung CM 5 (zwischen Manubrium sterni und der V5 Position) ergeben, die im EKG-Bild einer V5-Ableitung nahekommt und auch praktisch von allen anderen Autoren, die von festvorgegebenen Ableitungen ausgehen, gewählt wird. Diese Ableitung zeigt am häufigsten und am ausgeprägtesten ST-Segmentveränderungen, auch im Belastungs-EKG [68] und wird deshalb von einigen Autoren als alleinige Ableitung für ausreichend gehalten [12, 52, 75]. Bei einer 2-Kanal-Registrierung ergeben sich für den 2. Kanal gewisse Unterschiede zwischen den einzelnen Autoren: Entweder es wird der 2. Kanal parallel zum 1. Kanal etwa in der Position V 3/4 angelegt, [47, 91, 93] oder es wird als 2. Ableitung die Ableitung CC 5 gewählt, zwischen der Position V 5 rechts und V 5 links [11, 50, 53, 56] oder eine Ableitung, die einer abgewandelten Ableitung III entspricht, zwischen dem Sternalansatz der 2. Rippe links und der Position V 5 rechts [7, 22, 75]. Die letztere Ableitungsform hat sich bei uns besonders bewährt, da der Kanal 2 einer abgewandelten Hinterwandableitung entspricht. Hierdurch können ischämische Veränderungen über der Hinterwand, insbesondere in Form von ST-Hebungen, gut abgebildet werden, wie wir bei einem Patienten beobachten konnten, der einen Hinterwandinfarkt während der Registrierung entwickelte [3].

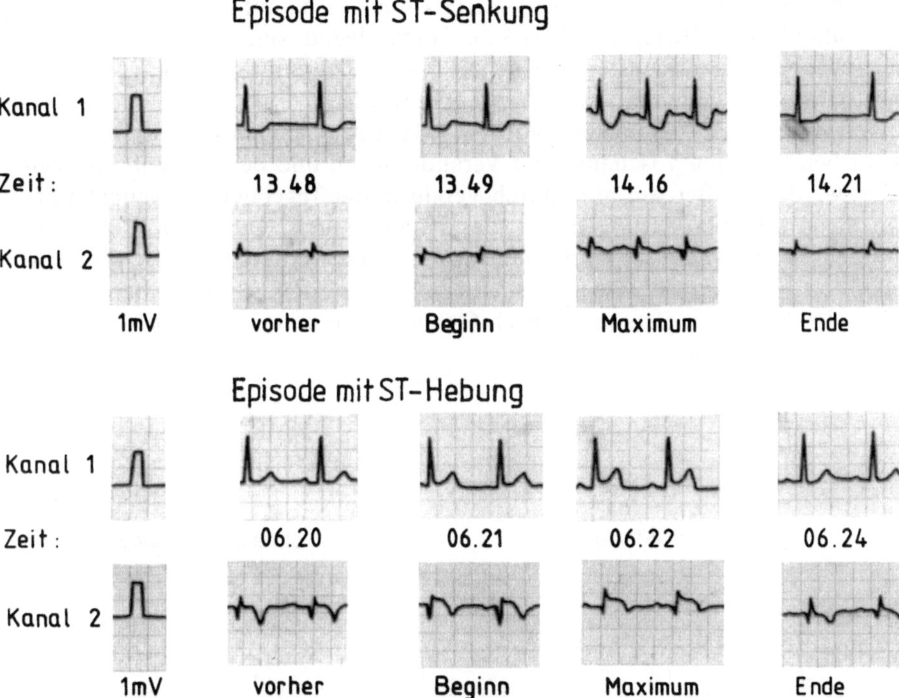

Abb. 3.7 Typische Bespiele von Episoden mit ST-Senkung und ST-Hebung, diagnostiziert mit ST-Segmentanalyse im Langzeit-EKG. Die mit Oxford Medilog FM-Registrierung aufgezeichneten EKG wurden in zeitgeraffter Form visuell analysiert und an auffälligen Punkten die entsprechenden Beispiele auf Papierausschrieb (25 mm/s) dokumentiert. Im oberen Beispiel eine typische ST-Streckensenkung bei Anstieg der Herzfrequenz, unten eine ST-Hebung ohne wesentlichen Frequenzanstieg. Beachte die kurze Dauer der ST-Hebung, nur wenige Minuten, jedoch in beiden registrierten Kanälen deutlich erkennbar

Kriterien für Ischämieepisoden im Langzeit-EKG

ST-Streckenabweichung	– ST-Senkung mindestens 1 mm (0,1 mV), 0,06–0,08 s nach dem J-Punkt, bei deszendierendem, horizontalem oder langsam aszendierendem Verlauf – ST-Hebung mindestens 1 mm (0,1 mV)
Dauer	– mindestens 1 min
Trennung	– Episoden müssen mindestens 1 min voneinander getrennt sein

Auf Reversibilität der EKG-Veränderungen und kontinuierlichen Beginn ist zum Ausschluß von z. B. lagebedingten Artefakten zu achten.

Bei der Auswertung des Langzeit-EKG kommt es darauf an, Ischämieepisoden aufzudecken (Beispiele Abb.3.7). Nachfolgend sind die Kriterien für
Ischämieepisoden aufgelistet, wie sie mit breiter Übereinstimmung in der Diagnostik mit ST-Segmentanalyse angewendet werden.

Neben den EKG-Parametern wird bei jeder Episode auch noch die Herzfrequenz beim Auftreten ischämischer Veränderungen und beim Maximum registriert werden. Außerdem muß durch Vergleich mit Tagebucheintragungen des
Patienten bzw. Markierungen, die der Patient durch Knopfdruck auf dem
Langzeit-EKG-Band angebracht hat, dokumentiert werden, ob es sich im Einzelfall um eine symptomlose oder schmerzhafte Episode gehandelt hat.

Für die Auswertung stehen je nach Gerätesystem unterschiedliche Möglichkeiten zur Verfügung:

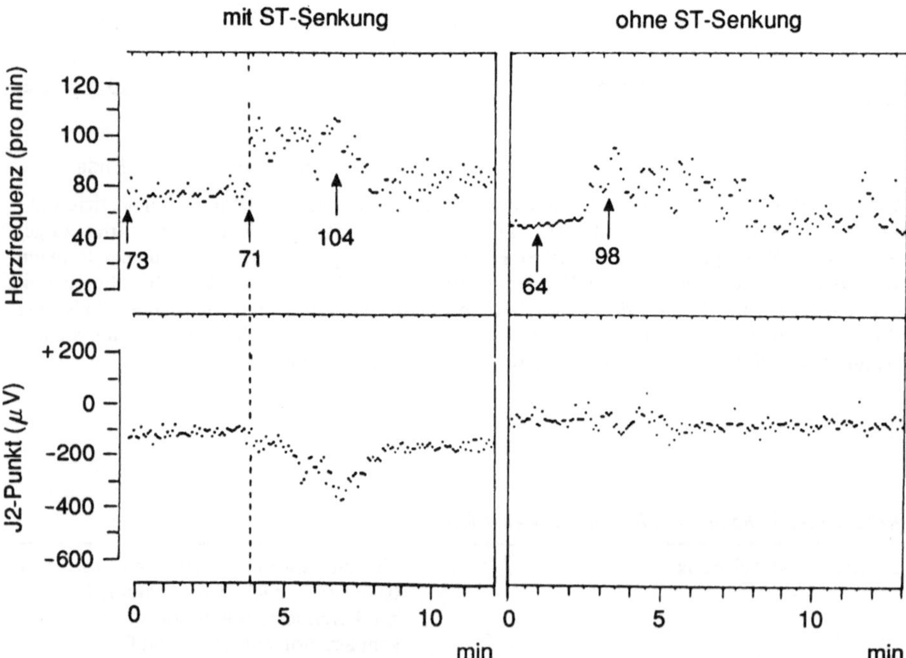

Abb. 3.8 Beispiel einer Computeranalyse eines FM-Langzeit-EKG mit einem speziell entwik-
kelten Computeralgorithmus [42]. Oben Herzfrequenz, unten Verlauf des J2-Punktes (0,04 s
nach J1). In beiden dargestellten Beispielen kommt es zu einem Ansteigen der Herzfrequenz,
diese ist jedoch nur in dem linken Beispiel von einer ST-Senkung begleitet, in dem rechten
Beispiel kommt es beim selben Patienten zu einem ähnlichen Anstieg der Herzfrequenz ohne
daß eine ST-Senkung resultiert. Hieraus muß man auf zusätzliche Faktoren in der Ischämieentstehung schließen

- die visuelle Analyse des in geraffter Form im „Holter-mode" vorgeführten EKG-Komplexes [7, 76];
- die Auswertung nach Trends, die mit erhöhter Empfindlichkeit geschrieben wurden [50];
- die Darstellung des Analog-EKG in komprimierter, langsam ausgeschriebener Form [69], oder
- aufwendigere Computeralgorithmen mit Flächenberechnung (Abb. 3.8) [42].

Wichtig ist es, bei der Auswertung zunächst Ischämieepisoden zu entdecken und sich dann vergewissern zu können, daß keine artefaktbedingten Veränderungen vorliegen. Hierzu erscheint unserer Meinung nach ein im Computer gespeichertes EKG besonders geeignet, da hierbei rasche zeitliche Sprünge und Sprünge zwischen Trendbetrachtung und Original-EKG möglich sind. Wir verwenden daher derzeit ein System, das das komplette 24-h-EKG digitalisiert und dann eine Kontrolle nach einem ST-Streckentrend vom Bildschirm aus erlaubt (Abb. 3.9). Um bei Patienten unter Therapie oder zwischen Patientengruppen Vergleiche ziehen zu können, werden die Anzahl der Ischämieepisoden oder deren Dauer herangezogen. Beide Kriterien beinhalten jedoch nicht die Schwere der Ischämie, die sich durch die Tiefe der ST-Segmentabsenkung ausdrückt. Es erscheint deshalb sinnvoll, ein ST-Senkungszeitintegral zu bilden, das sich aus Dauer und Tiefe der ST-Senkungen zusammensetzt. Dieser Parameter würde am ehesten dem Begriff der ischämischen Gesamtbelastung des Patienten („total ischaemic burden") nahekommen.

Die spontane Variabilität der Ischämieepisoden im 24-h-EKG unterscheidet sich deutlich von den Bedingungen des Belastungs-EKG. Hier wird zwar die normale Variabilität, wie sie auch bei Angina-pectoris-Beschwerden des Patienten vorliegt, objektiv abgebildet, es ergeben sich jedoch im Vergleich zwischen Phasen, z.B. mit und ohne Therapie, erhebliche statistische Schwierigkeiten. Diese lassen sich am ehesten durch verlängerte Registrierzeiträume und häufigere Registrierungen überwinden, sie sind jedoch bis zu einem gewissen Grade auch dem Spontanverlauf der Erkrankung immanent [30, 71]. Die Probleme sind ähnlich denen, wie sie auch in der Behandlung von Herzrhythmusstörungen bei Therapiekontrolle mit dem Langzeit-EKG sich ergeben haben.

Die Validierung der Episoden von ST-Abweichungen im Langzeit-EKG als tatsächlich ischämiebedingt ist offensichtlich von besonderer Wichtigkeit. Die gleichen Möglichkeiten für falsch-positive Befunde, die für das Belastungs-EKG gelten (s. Übersicht, S. 50), gelten auch für das Langzeit-EKG. Eine Validierung geschieht bei solchen Patienten, die symptomatische und asymptomatische Episoden nebeneinander haben, z.B. dadurch, daß gleichartige Veränderungen wie sie mit Angina pectoris auftreten, auch dann als ischämisch gewertet werden müssen, wenn sie ohne Angina pectoris zu registrieren sind. Bezüglich der korrekten Registrierung, d.h. der technischen Validierung, ergibt sich die o.g. Möglichkeit des Vergleiches mit dem Belastungs-EKG beim selben Patienten zur gleichen Zeit.

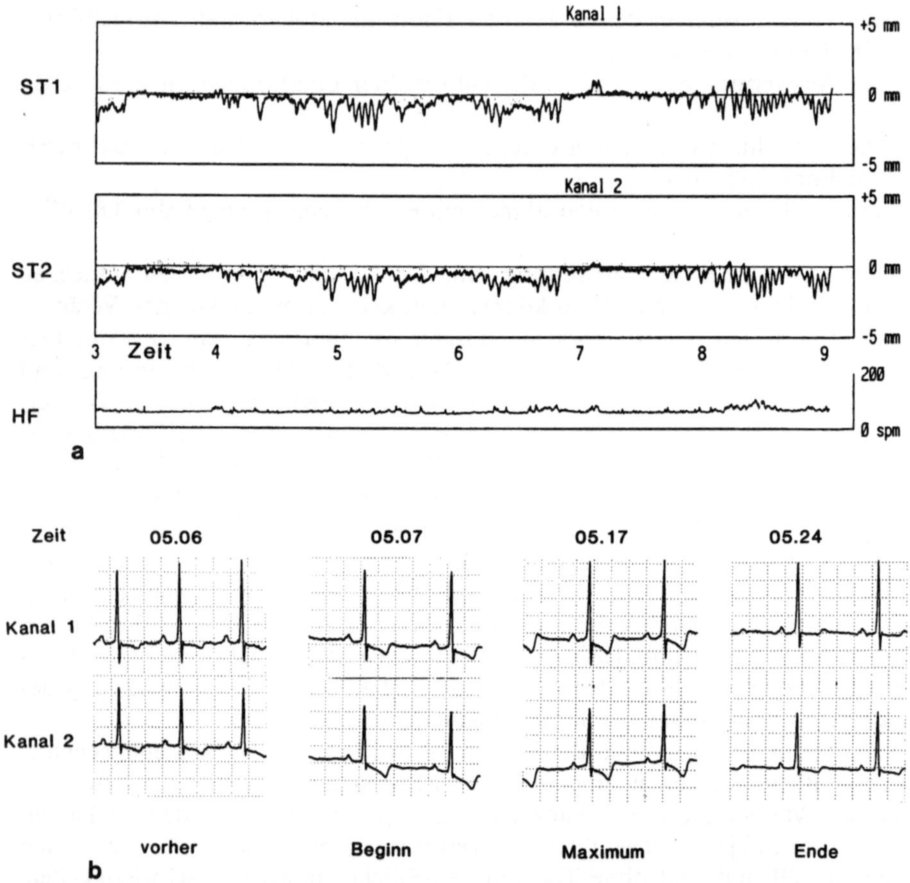

Abb. 3.9 **a** Ausschnitt des ST-Streckentrends aus den frühen Morgenstunden bei einem 47jährigen Patienten mit instabiler Angina pectoris (Marquette Laser Holter, ST-Trends: *ST1* Ableitung *CM5*, *ST2* Parallelableitung in *V4*-Position). Beachte das undulierende Verhalten der ST-Streckensenkung. Der Patient hatte einmal gegen 08.15 Uhr morgens über Angina-pectoris-Beschwerden geklagt, die aber „geringer" waren als an anderen Tagen. Geringgradige Herzfrequenzanstiege gehen den Ischämieepisoden parallel. **b** Einzelbeispiel einer Episode mit ischämischer ST-Streckensenkung bei dem selben Patienten wie in a. Das gesamte 24-h-EKG wird digitalisiert in den Computer aufgenommen, es ist deshalb möglich, am Bildschirm zwischen der Trenddarstellung (wie Abb.3.9a) und der Darstellung der Einzelkomplexe (wie Abb.3.9b) hin und her zu springen, um die im Trend zu erkennenden ST-Senkungen zu verifizieren

Zur Validierung der Langzeit-EKG-Methodik haben die Vergleichsuntersuchungen von Deanfield und Selwyn [27, 28] mit Positronenemissionstomographie entscheidend beigetragen. Sie konnten durch Verwendung kurzlebiger Radioisotope zeigen, daß auch kurz vorübergehende schmerzlose Episoden, wie sie mit dem Langzeit-EKG zu beobachten sind, von echter Minderperfusion im Tomogramm, d. h. von Ischämie, begleitet sind.

Eine Validierung der Ischämieepisoden von ihrer prognostischen Wirksamkeit her, d. h. als prognostischer Marker für eine durch Ischämie bedrohte weitere Krankheitsentwicklung, wurde inzwischen in einzelnen Studien vorgelegt, auf die später noch genauer eingegangen werden soll [9, 45, 70].

Besonders eindrucksvoll wird die ischämische Natur von vorübergehenden

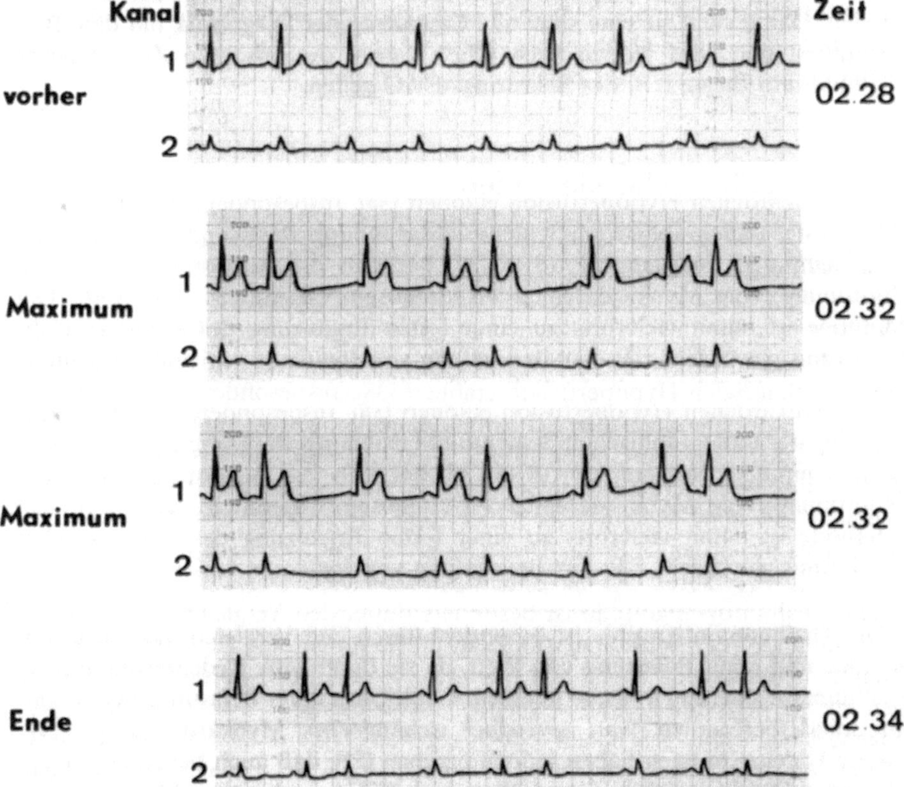

Abb. 3.10 Auftreten von Rhythmusstörungen (gehäufte supraventrikuläre Extrasystolen) bei einem Patienten mit „variant angina" während ST-Streckenhebung. Im deutlichen zeitlichen Zusammenhang mit der episodischen ST-Streckenhebung kommt es bei dem Patienten zum Auftreten von gehäufter Extrasystolie. Die Episoden von ST-Streckenhebung waren bei dem Patienten teils mit Angina-pectoris-Schmerzen, teils ohne aufgetreten. Außerhalb der Ischämieepisoden hatte der Patient keine Rhythmusstörungen

ST-Veränderungen dann dokumentiert, wenn gleichzeitig durch die Ischämie Herzrhythmusstörungen ausgelöst werden (Abb. 3.10).

Bei total asymptomatischen Patienten ist das Problem falsch-positiver Ergebnisse von besonderer Bedeutung. Es gelten die gleichen Möglichkeiten für falsch-positive EKG-Befunde, wie sie oben für das Belastungs-EKG aufgeführt sind, auch für das Langzeit-EKG mit ST-Segmentanalyse. Insgesamt darf aber die Häufigkeit von falsch-positiven Befunden bei herzgesunden Probanden, die früher als ein wichtiges Problem gesehen wurde [2], nach neueren Arbeiten und mit der heute zur Verfügung stehenden Technik als gering veranschlagt werden [78].

Die ST-Segmentanalyse im Langzeit-EKG kann also unter Berücksichtigung der entsprechenden technischen und auswertungsmäßigen Voraussetzungen echte Ischämie dokumentieren, sie kann damit bei Patienten Häufigkeit und Ausmaß ischämischer Veränderungen über den gesamten Tageszeitraum festhalten. Damit stellt sie eine sinnvolle Ergänzung der Diagnostik mit dem Belastungstest dar, wird jedoch auch schon wegen des erhöhten Zeitaufwandes nicht als ein Ersatz z. B. des Belastungs-EKG gelten.

Nuklearmedizinische Methoden

Thalliumszintigraphie

Die Szintigraphie mit ^{201}Thallium unter Belastung und nachfolgend in Ruhe hat sich als eine wichtige nichtinvasive Methode zur objektiven Feststellung einer myokardialen Hypoperfusion etabliert [38]. Insbesondere durch die Einführung der tomographischen Schichtbilddarstellung, der „single photon emission computed tomography" (SPECT), hat sich die Auflösung und lokale Zuordnung von Myokardarealen zu Stenosen wesentlich verbessert. Die Methode ist damit vielerorts zu einer festen Ergänzung des diagnostischen Spektrums geworden, z. B. zur Beurteilung von Patienten vor und nach interventionellen Verfahren wie der Ballondilatation (Abb. 3.11) [51].

Die Thalliumszintigraphie ist besonders durch den Vergleich der Perfusion in Ruhe und unter Belastung von Wert, da sie durch eine Redistribution, d. h. Thalliumanreicherung in Ruhe in einem Gebiet, das unter Belastungsbedingungen minderperfundiert war, reversibel ischämisches Myokard anzeigt [79]. Eigene Untersuchungen haben jedoch ergeben [51], daß auch bei initial persistierenden Defekten sich in Einzelfällen nach PTCA noch vitales Myokard darstellen ließ. Dieses entspricht der Erfahrung, daß bei längeren Redistributionszeiten häufig doch noch eine Thalliumaufnahme nachgewiesen werden kann [79].

In der klinischen Routine hat die Thalliumszintigraphie mit Belastung einen so sicheren Platz, insbesondere in der Ergänzung zum Belastungs-EKG [14],

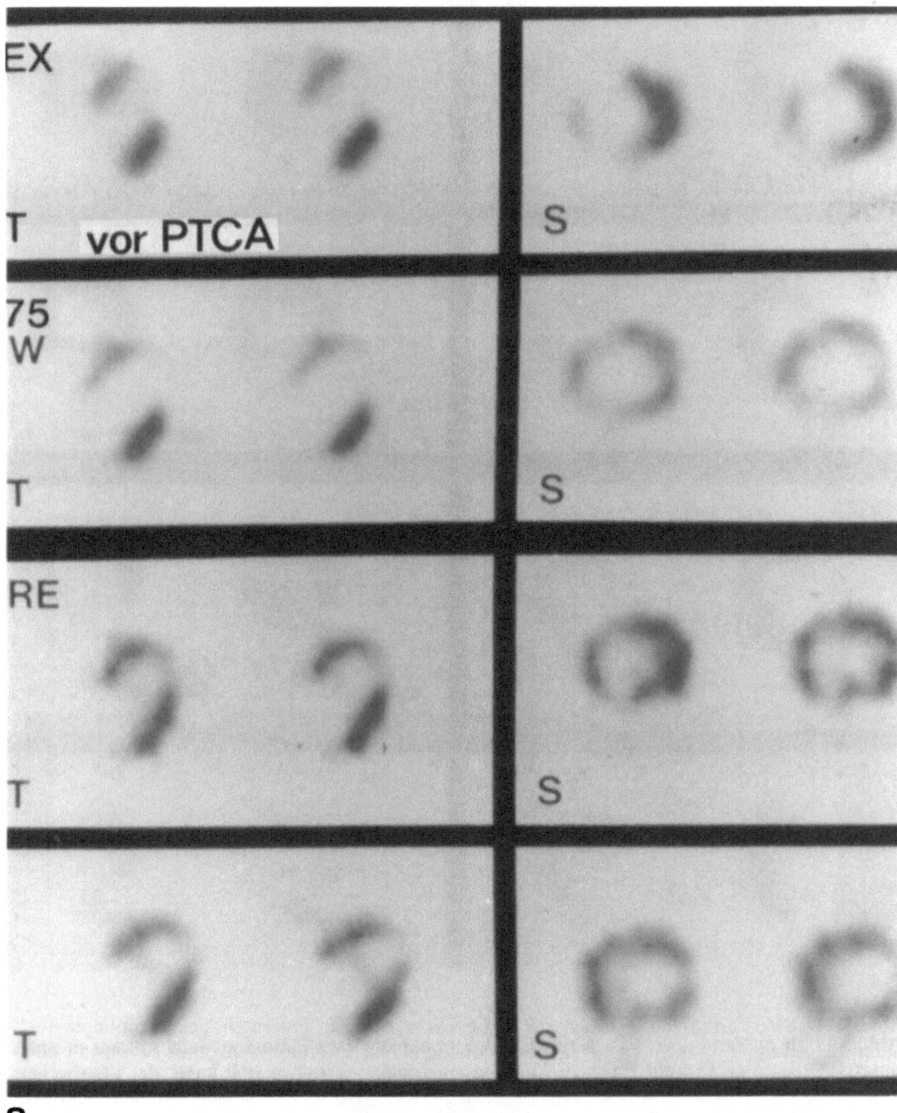

a

Abb. 3.11a, b Ischämiediagnostik mit Thallium SPECT (Single Photon Emission Computed Tomography). Darstellung des linken Ventrikels mit 201 Thallium in tomographischen Schichten in transversaler *(T)* und sagittaler *(S)* Schnittführung. **a** Befund vor PTCA: Unter Belastung mit 75 W *(EX)* kommt es zu einem Perfusionsdefekt an Septum und Herzspitze, der sowohl im transversalen als auch im sagittalen Bild nachweisbar ist. Dieser Defekt ist unter Ruhebedingungen nach 3 h im Redistributionsbild *(RE)* nur noch diskret nachweisbar. Diese positive Rückverteilung in Ruhe deutet auf eine reversible Ischämie hin

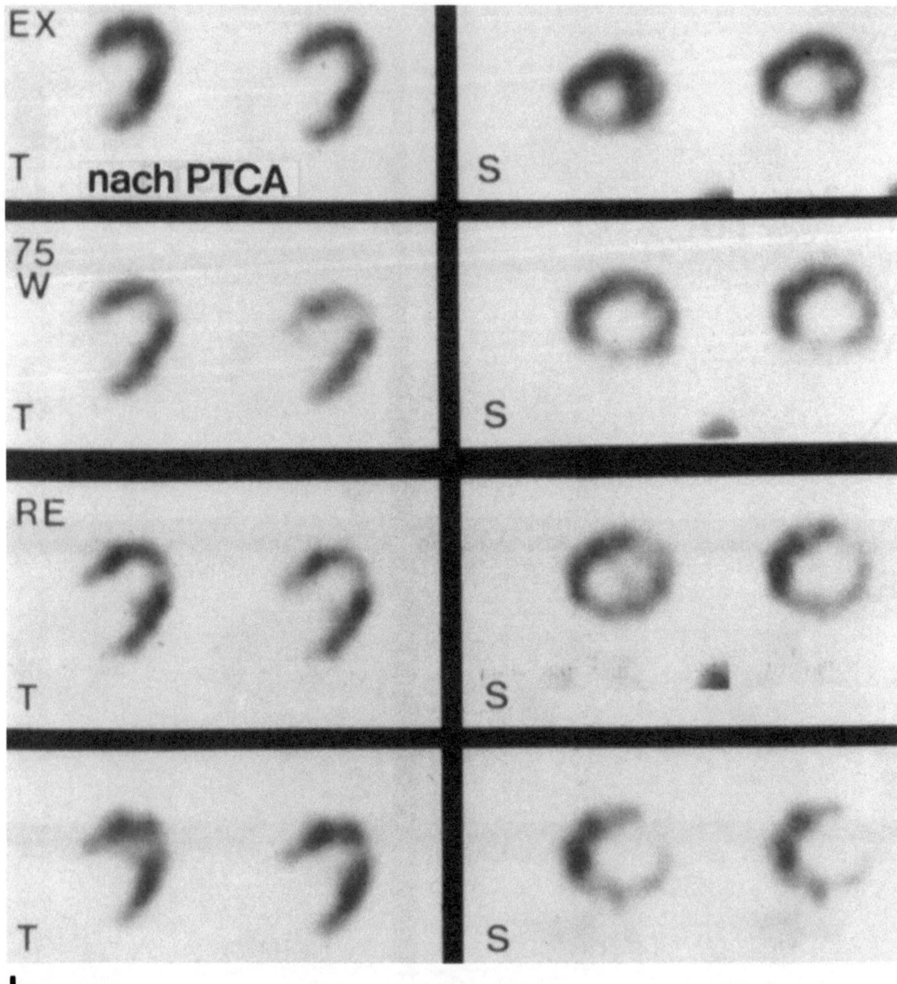

Abb. 3.11 b Zustand nach PTCA der RIVA-Stenose bei dem Patienten: Jetzt kommt es auch unter Belastung *(EX)* nicht mehr zu Perfusionsdefekten, es ergibt sich unter der identischen Belastungsstufe ein Bild wie in der Ruheperfusion. (Nach Höfling et al. [51])

daß häufig in der Indikationsstellung, z. B. zur PTCA, nicht mehr danach gefragt wird, ob ein nachgewiesener reversibler Perfusionsdefekt auch von Angina pectoris begleitet war. Auch wenn solche Angina pectoris nicht während der Untersuchung festzustellen war, wird doch von der Ischämie als Indikation für die Intervention ausgegangen, eine Ischämie, die in diesem Fall stumm war. Als vom EKG unabhängige Methode eignet sich die Thalliumszintigraphie auch bei total asymptomatischen Patienten, die im Belastungs-EKG einen pathologischen Befund aufweisen, um mit einer zweiten, nichtinvasiven diagnostischen Methode das Vorliegen einer stummen Ischämie zu sichern [10, 14].

Die prognostische Bedeutung von pathologischen Thalliumbefunden, unabhängig von Beschwerden der Patienten, wurde von Gibson et al. [44] in einer Studie an 140 Patienten nach Myokardinfarkt gezeigt. Bei Patienten mit reversiblen Thalliumdefekten war der Prozentsatz nachfolgender kardialer Ereignisse (Herztod, Reinfarkt oder instabile Angina pectoris) in 15 Monaten 59%, gegenüber 6% bei den Patienten ohne Thalliumdefekte. Von den reversiblen Thalliumdefekten wurden 72% registriert, ohne daß der Patient dabei Schmerzen verspürte, d. h. als stumme Ischämie [44]. Auch andere Autoren konnten den Wert von Thalliumszintigrammen zur Risikoabschätzung bei Postinfarktpatienten nachweisen [13, 88].

In anderen Studien wurde die Thalliumszintigraphie nicht nach körperlicher Belastung, sondern nach Dipyridamolinfusion durchgeführt. Die durch Dipyridamol verursachte Umverteilung führt ebenfalls zu regionalen Ischämien, die sich im Thalliumszintigramm nachweisen lassen [31, 39, 61, 62]. Leppo konnte auch für solche mit dem Thalliumszintigramm nachgewiesenen, durch Dipyridamol ausgelösten, Perfusionsdefekte eine prognostische Bedeutung nachweisen: Bei seinen 51 Patienten war die kardiale Ereignisrate in 19 Monaten 33% für Patienten mit Thalliumdefekten, gegenüber 6% bei Patienten ohne solche Defekte [61, 62].

Radionuklidventrikulographie

Die Radionuklidventrikulographie ist eine weit verbreitete nuklearmedizinische Methode, die einen festen Platz in der Ischämiediagnostik und damit auch in der Diagnostik stummer Ischämien hat. Sie untersucht über eine Erythrozytenmarkierung als wesentlichen Parameter die Auswurffraktion des linken Ventrikels. Da die Auswurffraktion des linken Ventrikels einerseits ein funktioneller Parameter ist, der sich unter belastungsinduzierter Ischämie verändern kann, und andererseits aus angiographischen Untersuchungen bekannt ist, daß die Auswurffraktion ein wesentlicher Prognoseindikator ist, ist es nicht verwunderlich, daß zahlreiche Studien stumme Ischämie mit Radionuklidventrikulographie aufgedeckt haben und auch prognostische Auswirkungen eines Ischämienachweises zeigen konnten [16, 72, 82]. Diese Untersuchungen beziehen sich meist auf Postinfarktpatienten und weisen nach, daß mit der Untersuchung von Patienten im Stadium nach einem Myokardinfarkt Gruppen höheren und geringeren Risikos für nachfolgende kardiale Ereignisse identifiziert werden können.

Eine aufschlußreiche Untersuchung, die Patienten mit stummer und symptomatischer Ischämie unter Radionuklidventrikulographie verglich, wurde kürz-

lich von Burkhard [20] vorgestellt: Es wurden Patienten mit koronarer Herzkrankheit, die eine positive Radionuklidventrikulographie gezeigt hatten, d. h.
eine unter Belastung nachweisbare regionale Bewegungsstörung des linksventrikulären Szintigramms, nachverfolgt. Es zeigte sich, daß bei den Patienten, die
unter der Radionuklidventrikulographie bei Belastung Schmerzen verspürt hatten, häufiger koronare Bypassoperationen im weiteren Verlauf durchgeführt
wurden. In der weiteren Nachkontrolle war jedoch die Gesamtprognose der
Patienten mit stummer Ischämie schlechter als die der Patienten mit symptomatischer Ischämie. Diese Studie war nicht prospektiv randomisiert und wird
deshalb von den Autoren mit Vorsicht interpretiert. Sie zeigt jedoch, daß Patienten mit stummer Ischämie möglicherweise in höherem Maße prognostisch
bedroht sind, da sie bei einem symptomorientierten Therapiekonzept weniger
intensiv behandelt werden.

Wenn die szintigraphische Information über dem linken Ventrikel nicht mit
einer Kamera aufgenommen wird, sondern mit einer Szintillationsmeßsonde
(„nuclear stethoscope"), lassen sich leichter kontinuierliche Meßreihen über
längere Zeiträume darstellen [18, 58]. Davies et al. [26] konnten mit dieser
Methodik nachweisen, daß bei durch Ergonovintests ausgelösten Ischämiezuständen eine szintigraphisch feststellbare Abnahme der Auswurffraktion und
Vergrößerung des linksventrikulär enddiastolischen Volumens feststellbar war,
ohne daß die Patienten dabei Schmerzen verspürten. Dabei erwies sich die
nuklearmedizinische Untersuchungstechnik mit dem „nuclear stethoscope" als
empfindlicher im Vergleich zum EKG: Zahlreiche transiente Ischämiezustände
waren nicht nur von den Schmerzen her stumm, sondern wurden auch im EKG
noch nicht gesehen, obwohl Störungen der linksventrikulären Funktion feststellbar waren.

Positronenemissionstomographie (PET)

Die Positronenemissionstomographie hat in der Diagnostik stummer Myokardischämien eine besondere Bedeutung erlangt. Durch diese Methodik, unter
Verwendung von ^{82}Rubidium wurde in den Arbeiten von Deanfield und Selwyn [29] der Zusammenhang zwischen ST-Segmentveränderungen, Schmerz
und tomographisch feststellbaren Perfusionsdefekten eingehend untersucht.
Die Autoren konnten zeigen, daß zwar die elektrokardiographisch feststellbaren Episoden von ST-Streckensenkung unter den Bedingungen körperlicher
Belastung, Cold-pressure-Test und auch ohne Provokation regelhaft von Perfusionsdefekten begleitet waren, daß jedoch insbesondere unter den Bedingungen von Cold-pressure-Test und Spontanepisoden Schmerzen nur bei 1/3 der
Episoden feststellbar waren. Mit dieser Untersuchung wurde in besonders eindrucksvoller Weise eine Validierung der mit der ST-Segmentanalyse im Langzeit-EKG feststellbaren ST-Veränderungen geliefert. Die Autoren haben die
Untersuchungen ergänzt durch Studien, in denen gezeigt werden konnte, daß

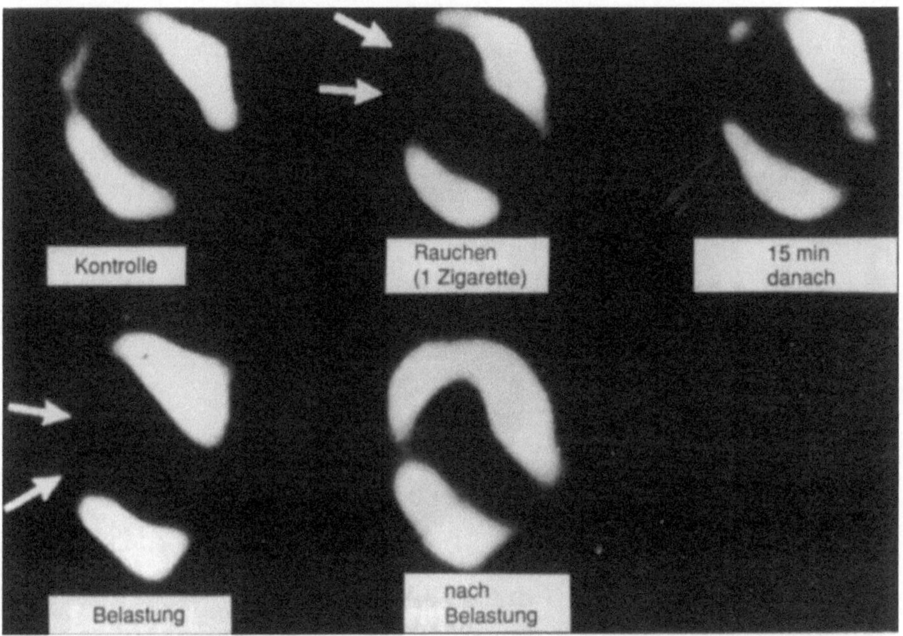

Abb. 3.12   Darstellung kurzdauernder, reversibler Perfusionsminderungen mit Positronen-
emissionstomographie (PET). Darstellung von tomographischen Schichtbildern des linken
Ventrikels unter Perfusion mit 86 Rubidium. Beachte den deutlichen Perfusionsdefekt im
Bereich der Herzspitze unter Zigarettenrauchen, der auch noch deutlich später anhält, unter
Belastungsbedingungen noch deutlicher ausgeprägt wird und erst nach einer prolongierten
Ruhephase wieder zu normaler Perfusion im Bereich der Herzspitze zurückgeht. (Nach Dean-
field und Spiegelhalter [30])

der Metabolismus im ischämischen Myokard noch deutlich länger gestört ist
als EKG-Veränderungen zu beobachten sind und daß auch scheinbar wenig
belastende Aktivitäten wie Zigarettenrauchen zu deutlicher Minderperfusion
führen können (Abb. 3.12) [28].

Andere Autoren beschäftigten sich mit Hilfe des PET insbesondere mit den
metabolischen Störungen, die durch Ischämie verursacht werden [21, 80]. Unter
Verwendung von ^{11}C-Palmitat, ^{13}N-Ammoniak und ^{18}F-Fluordeoxyglukose
konnten Unterschiede in dem Verhalten von Perfusion und Metabolismus während der Ischämie gezeigt werden. Hierbei ergibt sich durch ein ungleiches Verhalten („mismatch") zwischen einem Flußmarker (NH_3) und einem Marker für
Glukosemetabolismus (FD-Glukose) ein typisches Bild für das,was die Ischämie definitionsgemäß darstellt, nämlich ein Mißverhältnis von metabolisch
bedingtem Bedarf und flußbedingtem Angebot von Sauerstoff und Metaboliten
(Abb. 3.13) [19]. Die Positronenemissionstomographie ist derzeit ein noch sehr
aufwendiges und deshalb wissenschaftlichen Fragestellungen vorbehaltenes

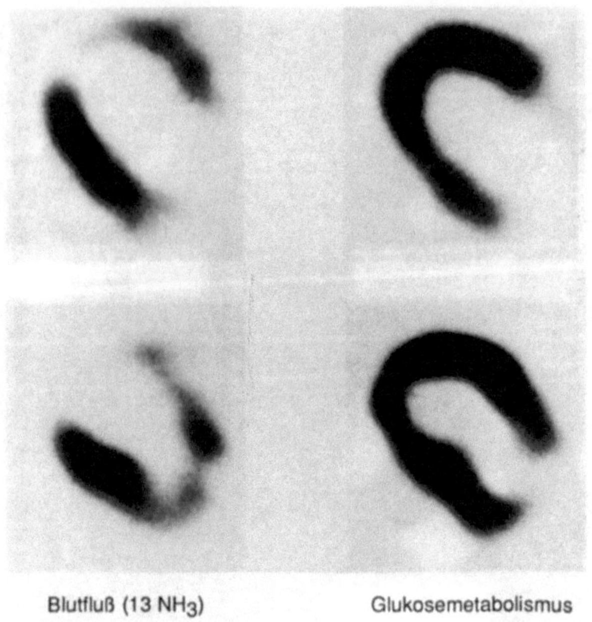

Abb. 3.13   Darstellung einer Ischämie durch Mißverhältnis von Blutfluß und Glukosemetabolismus mit der Positronenemissionstomographie (PET). Durch den Vergleich der Bilder, die mit einem Blutflußmarker (13NH₃, *linke Bildhälfte*) gewonnen werden, mit Bildern, die am selben Patienten mit einem Marker des Glukosemetabolismus (^{18}F-Fluordeoxyglukose, *rechte Bildhälfte*) gewonnen werden, ergibt sich ein Mißverhältnis von Sauerstoffangebot und Sauerstoffbedarf, das für die Ischämie typisch ist. (Nach Brunken et al. [19])

Verfahren. Die hierbei gewonnenen Erkenntnisse werden sich jedoch mit Sicherheit in Zukunft auf die Ischämiediagnostik auswirken.

Echokardiographie

Die Echokardiographie kann nicht als eine Methode gelten, die in der Routinediagnostik der stummen Ischämie eingesetzt werden kann. Es hat sich jedoch gezeigt, daß mit der Registrierung regionaler Wandbewegungsstörungen im Echokardiogramm Ischämiezustände unter Provokationstestbedingungen durchaus dokumentiert werden können. Dabei erweist sich die echokardiographische Diagnostik möglicherweise als besonders empfindlich. Sie wurde zuerst von Distante et al. [33] beschrieben; sie untersuchten Patienten mit „variant angina". Auch bei nur geringgradigen elektrokardiographischen Veränderungen konnten bei Patienten mit „variant angina" Episoden von Ischämien echokardiographisch nachgewiesen werden [34, 77]. Einen breiteren Einsatz

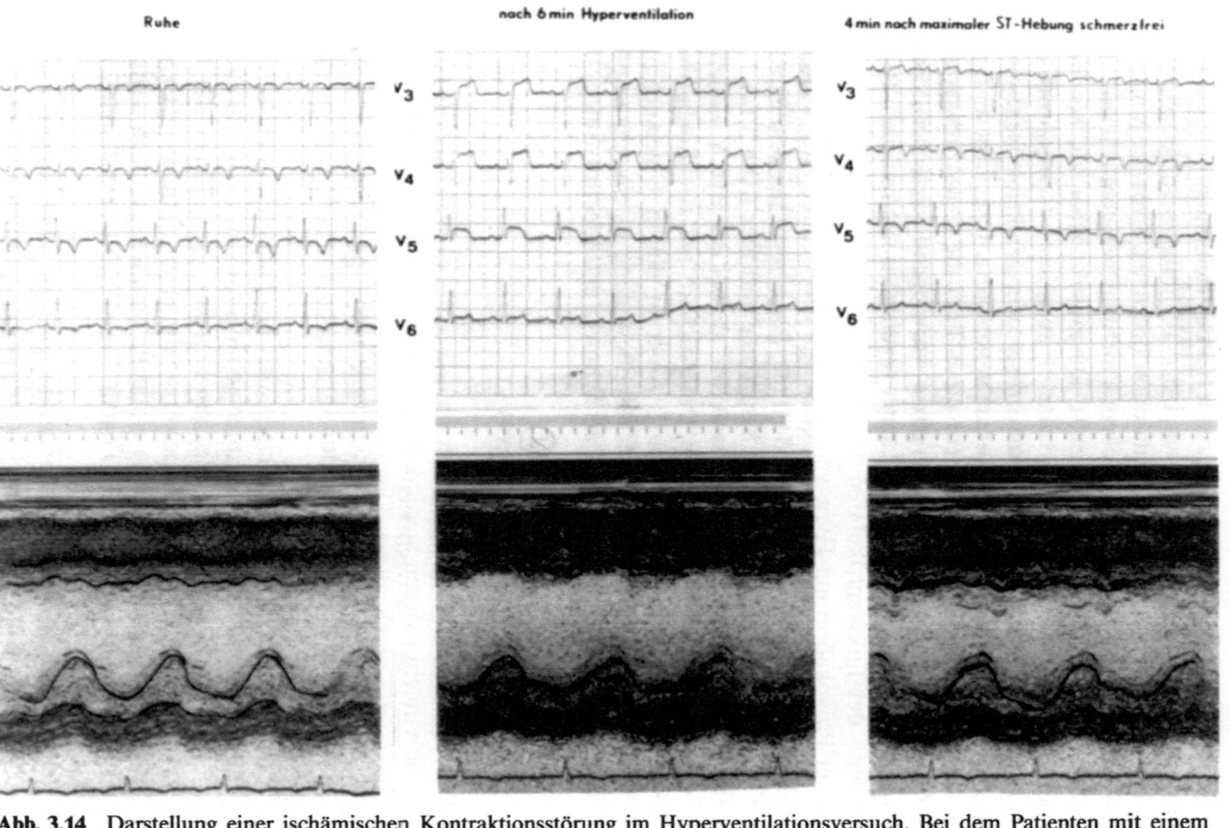

Abb. 3.14 Darstellung einer ischämischen Kontraktionsstörung im Hyperventilationsversuch. Bei dem Patienten mit einem nichttransmuralen Vorderwandinfarkt kommt es unter Hyperventilation zu ausgeprägter ST-Streckenhebung und einer Zunahme der schon in Ruhe nachweisbaren Kontraktionsstörung im Septum. Im mittleren Bildabschnitt ist die systolische Vorwärtsbewegung und Verdünnung des Septums erkennbar. Somit ließ sich eine bei dem Patienten nur mit atypischen Symptomen verbundene Ischämie echokardiograpisch dokumentieren

könnte die echokardiographische Diagnostik bei der Ischämieprovokation mit dem Dipyridamoltest finden. Ähnlich wie bei der Thalliumszintigraphie werden hier die durch die regionale Vasodilatation bedingten Umverteilungen als Ischämie wirksam und als Bewegungsstörung sichtbar gemacht. Picano et al. [74] beschrieben die echokardiographische Diagnostik dabei als besonders empfindlich und konnten durch Dipyridamol ausgelöste Ischämiezustände dokumentieren, auch wenn im EKG nur geringe oder gar keine Ischämiezeichen vorlagen und der Patient keine Schmerzen verspürte. Insgesamt muß aber wegen des erheblichen Zeitaufwandes für diese Tests die Echokardiographie als ein Verfahren für Provokationstests unter vorwiegend wissenschaftlichen Fragestellungen gelten [37]. Ein Beispiel einer reversiblen ischämischen Pumpfunktionsstörung der linksventrikulären Vorderwand konnten wir bei einem Patienten unter Provokation mit Hyperventilation beobachten. Hier waren die echokardiographischen Veränderungen deutlich, lange bevor bei dem Patienten atypische, der Angina pectoris ähnliche Symptome auftraten (Abb. 3.14).

Auch vorübergehende Ischämiezustände, wie sie bei der PTCA modellhaft vorkommen, wurden von verschiedenen Untersuchern mit zweidimensionaler Echokardiographie dokumentiert [48, 92]. Auch in diesen Untersuchungen erwies sich die regionale Beurteilung der Wandbewegung als ein sehr empfindliches Ischämiekriterium, empfindlicher als Schmerz und Elektrokardiogramm.

Hämodynamische Untersuchungen

Mit hämodynamischen Untersuchungen konnte die stumme Ischämie bereits sehr früh objektiv nachgewiesen werden. Wegen des invasiven Charakters der Untersuchungen ist jedoch diese Diagnostik nicht zu weiter Verbreitung gekommen und beschränkt sich weiterhin im wesentlichen auf wissenschaftliche Fragestellungen.

Bereits 1971 konnte Lichtlen nachweisen, daß bei Patienten unter körperlicher Belastung während Herzkatheteruntersuchungen es zu einem deutlichen Anstieg des linksventrikulär enddiastolischen Druckes als Ausdruck der Ischämie kommt, lange Zeit bevor Angina-pectoris-Schmerzen eintreten [65]. Damit war der Zustand der stummen Ischämie eindeutig beschrieben, auch wenn die Häufigkeit und die epidemiologischen Folgen dieses Problems erst später Aufmerksamkeit fanden.

Durch Verwendung von Kathetertipmanometern und über längere Zeit im Patienten belassenen Kathetern in der A. pulmonalis konnten Levy et al. [63, 64, 87] bei ambulanten Patienten unter Normalbedingungen synchron elektrokardiographische und hämodynamische Veränderungen beobachten. Es zeigte sich, daß bei den Patienten häufig die hämodynamischen Veränderungen, d.h. der Anstieg des diastolischen Pulmonalarteriendrucks, den elektrokardiographischen Veränderungen vorausgingen. Bei allen Episoden vorübergehender ST-Streckensenkung konnte ein Anstieg des diastolischen Pulmonalarteriendrucks beobachtet werden, der während der Belastungstests und der ambulanten Untersuchungen in seiner Größe zur Tiefe der ST-Streckensenkungen korrelierte [63, 64].

Hämodynamische Untersuchungen mit Linksventrikelangiographie unter Belastung wurden von Hirzel et al. [49] durchgeführt. Hierbei zeigte sich das Auftreten von Angina-pectoris-Beschwerden während der Belastung nur sehr unscharf korreliert mit dem Ausmaß der ischämischen Wandbewegungsveränderungen. Insgesamt können damit hämodynamische Untersuchungen durchaus zur Diagnostik von stummen Ischämien in Einzelfällen und vorwiegend unter wissenschaftlichen Fragestellungen herangezogen werden. Sie dienen aber dabei im wesentlichen der Validierung ischämischer EKG-Veränderungen bei asymptomatischen Patienten bzw. asymptomatischen Episoden.

Koronarangiographie

Die Koronarangiographie ist im engeren Sinne keine Methode der Ischämiediagnostik, sie stellt vielmehr auf angiographischem Wege den Grad der fixierten Koronarsklerose dar. Dennoch soll die Methode hier in der Abhandlung der Diagnostik der stummen Myokardischämie erwähnt werden, weil sie eine wichtige Funktion als Weichenstellung im diagnostisch-therapeutischen Ablauf hat. Die bisher angeführte nichtinvasive Diagnostik dient im wesentlichen der Entscheidung, ob eine weitere invasive Diagnostik und interventionelle Therapie bei dem Patienten folgen muß.

Tabelle 3.5 gibt einen groben Überblick über die Verhältnisse der Risiken von Diagnostik, Therapie und unbehandelter Erkrankung. Hieraus mag deutlich werden, daß im Verhältnis zu einer unbehandelten höhergradigen Koronarerkrankung das Risiko der Koronarangiographie als sehr gering angesehen werden muß.

Abbildung 3.15 zeigt ein angiographisches Bild von einem Patienten mit einem stumm abgelaufenen Myokardinfarkt. Bei diesem Patienten war erst ein embolisches Ereignis aus einem linksventrikulären Aneurysma der Grund von Beschwerden und nachfolgender Klinikeinweisung gewesen. Es gibt keine typischen koronarangiographischen Muster, die auf eine stumme Ischämie hinweisen würden.

Tabelle 3.5 Risiken bei koronarer Herzkrankheit

Diagnostik/Therapie	Mortalität	Krankheit	Tod
Belastungs-EKG	1:100000	Hauptstammstenose und	
Koronarangiographie	1:1000	Dreigefäßerkrankung	1:10/Jahr
PTCA	1:100		
Bypassoperation	1:100	Postoperativ	1:10/5 Jahre

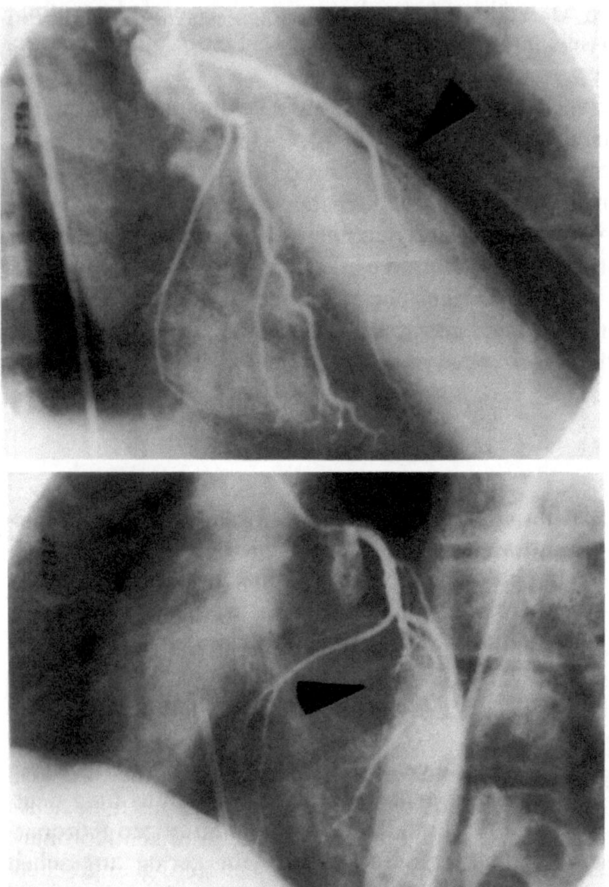

Abb. 3.15 Koronarangiographie der linken Kranzarterie bei dem 36jährigen Patienten, dessen EKG in Abb. 3.1 dargestellt ist. Dem im EKG zu erkennenden Vorderwandinfarkt entspricht ein Totalverschluß des RIVA (R. interventricularis anterior), der besonders in der LAO-Projektion *(unten)* gut zu erkennen ist. Die Koronarangiographie dient der Darstellung des fixierten Befundes der Koronarsklerose, die den nichtinvasiven Befunden bei der stummen Ischämie zugrunde liegt

Unsere eigenen Befunde und die anderer Autoren [8, 47, 50] deuten darauf hin, daß stumme ischämische Episoden etwas häufiger bei Patienten mit Eingefäßerkrankung, verglichen gegenüber Patienten mit Dreigefäßerkrankungen, sind. Das könnte darauf hindeuten, daß entweder ein größeres ischämisches Myokardareal bei Patienten mit Mehrgefäßerkrankung betroffen ist, oder daß die in der Regel länger gehenden Erkrankungen bei Dreigefäßerkrankung mehr Zeit hatten, das Symptom Angina pectoris zu entwickeln. Letzteres würde eine Art Lerneffekt bedeuten.

Welche Diagnostik – wann?

Am Schluß des Kapitels über die Diagnostik der stummen Myokardischämie muß eine Synopsis der verschiedenen diagnostischen Verfahren stehen, die bei Patienten oder „Noch-nicht-Patienten" angewendet werden können und sollen. Es gibt keine systematischen Untersuchungen darüber, mit welchen diagnostischen Vorgehensweisen man bei welchen Patienten am besten zum Ziel einer möglichst sicheren Diagnose und einer fundierten Entscheidung über Therapienotwendigkeit kommt. Deshalb sind die folgenden Ausführungen eine subjektive Einschätzung, die individueller Abstufungen bedarf, aber doch den Stand der derzeitigen Erfahrungen darstellt.

Zunächst muß – auch, weil dieser Frage kein eigenes Kapitel gewidmet war – noch einmal auf die Symptome des Patienten eingegangen werden: d.h. die Diagnose mit der Anamnese.

So klar sich bei vielen Untersuchungen gezeigt hat, daß Ischämie im Myokard total asymptomatisch auftreten kann, so häufig ist sie jedoch andererseits auch von atypischen Symptomen begleitet. In solchen Fällen ist sie nicht eigentlich als stumme Myokardischämie im strengen Sinne einzuordnen. Dementsprechend sind auch in der großen Framingham-Studie Myokardinfarkte, die nicht diagnostiziert wurden, obwohl sie vielleicht atypische Symptome verursacht haben, als unerkannt („unrecognized") eingestuft worden. Atypische Symptome, die bei Patienten auf eine Myokardischämie hindeuten können, sind:

- vermehrte Ermüdbarkeit
- Schwindel
- Übelkeit
- epigastrisches Druckgefühl
- Herzrhythmusstörungen und
- Dyspnoe

Alle diese Symptome können bei einem Patienten, bei dem eine koronare Herzkrankheit nicht bekannt ist, auf eine bisher unerkannte Myokardischämie hindeuten. Auch wenn damit die Ischämie nicht im eigentlichen Sinne stumm ist, ist sie jedoch für den Patienten solange gleichbedeutend mit einer stummen Ischämie, als sie unbeachtet bleibt und damit die Frage einer weiteren Diagnostik und eventuellen Therapie nicht gestellt wird.

Für das diagnostische Vorgehen ist es wichtig, sich nach dem Bayes-Theorem die diagnostische Aussagekraft der unterschiedlichen Methoden klar zu machen [10, 14, 32]. Der diagnostische Zugewinn, der durch ein Untersuchungsergebnis zu erzielen ist, hängt neben der Sensitivität und Spezifität der diagnostischen Methode entscheidend von der Häufigkeit des gesuchten Krankheitsbildes im Patientengut ab, d.h. von der Prävalenz oder „A-priori-Wahrscheinlichkeit". Bei einer niedrigen Prävalenz (z.B. 5%) wird auch eine

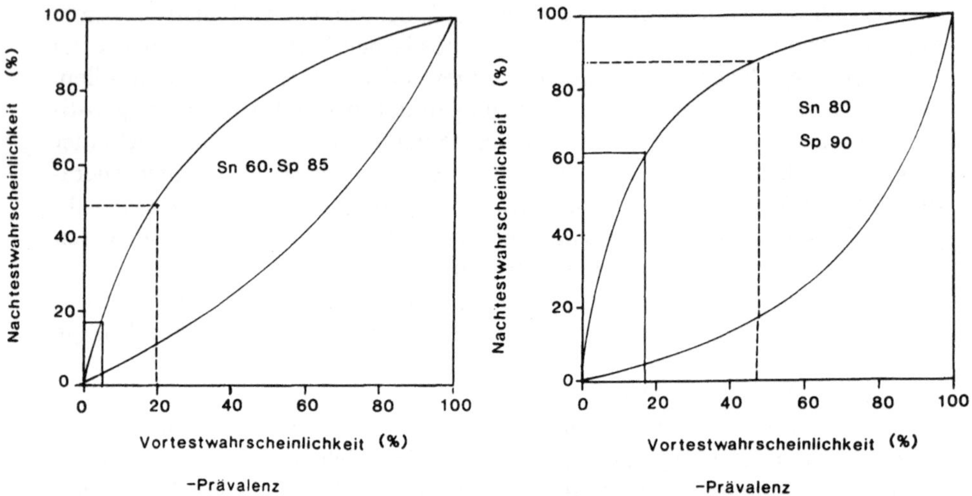

Abb. 3.16 Darstellung des Zusammenhanges von Vortestwahrscheinlichkeit oder Prävalenz und Nachtestwahrscheinlichkeit für koronare Herzkrankheit. Bei niedriger Vortestwahrscheinlichkeit werden auch im positiven Testausfall für das Belastungs-EKG nur niedrige Nachtestwahrscheinlichkeiten erzielt. Das bedeutet einen hohen Anteil an falsch-positiven Befunden bei niedriger Ausgangsprävalenz im Untersuchungsgut. Durch Nachschalten einer unabhängigen 2. Methode (Thalliumszintigraphie mit Belastung) läßt sich die diagnostische Sicherheit aus den nichtinvasiven Untersuchungen bis zu einer Nachtestwahrscheinlichkeit von nahezu 90% steigern (rechte Seite der Abb.). Dieses wird dadurch erzielt, daß die Nachtestwahrscheinlichkeit der 1. Untersuchung als Prävalenz oder Vortestwahrscheinlichkeit in die 2. Untersuchung eingeht. (Nach Berman et al. [14] und Diamond und Forrester [32])

Untersuchungsmethode mit relativ hoher Spezifität (von z. B. 70%) einen hohen Anteil falsch-positiver Ergebnisse erbringen, die dann möglicherweise Anlaß zu unnötigen weiteren Untersuchungen sind. Bei einer höheren A-priori-Wahrscheinlichkeit, z. B. im Bereich von 50%, ist der diagnostische Zugewinn durch ein positives Untersuchungsergebnis wesentlich höher. Diese Zusammenhänge sind graphisch in Abb. 3.16 dargestellt. Es ist wichtig, daß durch anamnestische Angaben und Wertung der Risikofaktoren die A-priori-Wahrscheinlichkeit des Vorliegens einer koronaren Herzkrankheit gesteigert werden kann, und daß dann bei solchen Patienten der Einsatz diagnostischer Verfahren sinnvoller erscheint.

Wegen der Bedeutung, die die Prävalenz der stummen Ischämie im untersuchten Patientengut für die weitere Diagnostik hat, haben wir die Aufteilung der Patiententypen in Typ A (total asymptomatische Patienten) und Typ B (Patienten, die bereits einmal von Seiten ihrer koronaren Herzkrankheit symptomatisch waren) vorgenommen. Für diese beiden Gruppen von Patienten

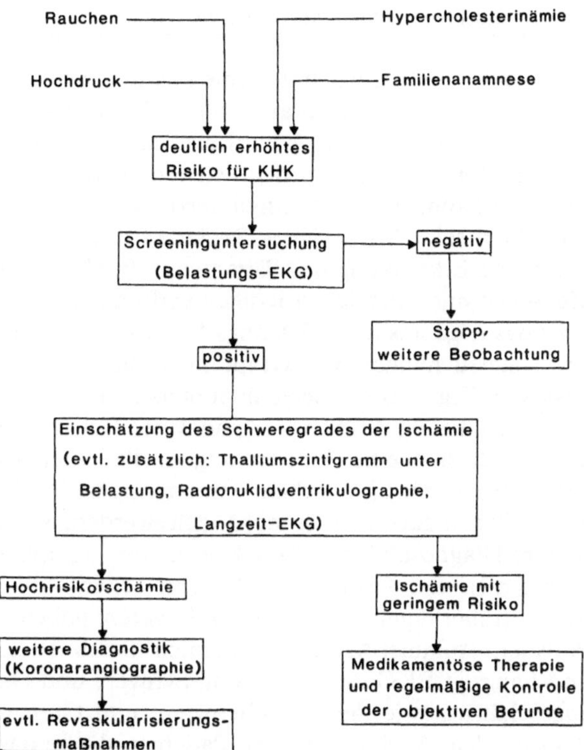

Abb. 3.17 Diagnose/Therapie bei völlig symptomfreien Patienten

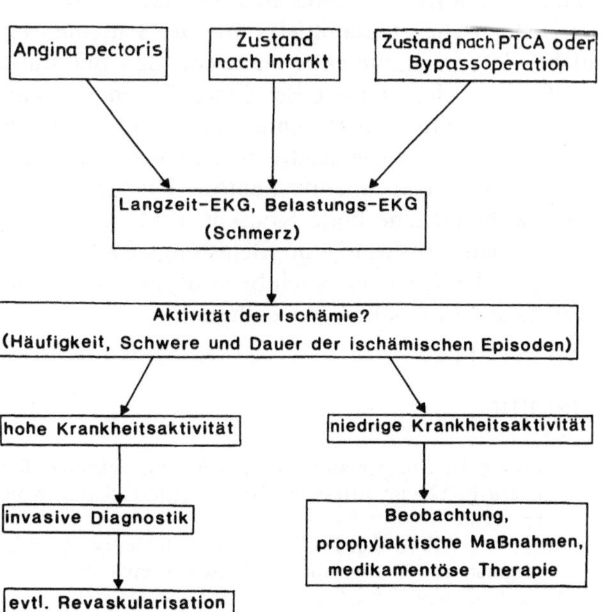

Abb. 3.18 Diagnose/Therapie bei Patienten mit stummer Ischämie bei bekannter KHK

ergibt sich nämlich ein unterschiedliches diagnostisch-therapeutisches Vorgehen, was in den Schemata auf Abb. 3.17 und Abb. 3.18 skizziert ist.

Beim „Patienten" Typ A wird erst dann, wenn man nach den vorliegenden Risikofaktoren von einem deutlich erhöhten Risiko für die Koronarkrankheit ausgehen kann, eine Screeninguntersuchung z. B. mit dem Belastungs-EKG zu empfehlen sein. Als erhöhtes Risiko kann in dieser Betrachtung auch gelten, wenn eine Erkrankung des Patienten, z. B. als Pilot oder Busfahrer, für andere Menschen mit erheblichen Risiken verbunden wäre.

Ist das Ergebnis der Belastungs-EKG-Untersuchung negativ, erscheinen weitere Untersuchungen bei asymptomatischen Probanden nicht erforderlich. Bei positivem Ergebnis der Screeninguntersuchung sollten weitere Untersuchungen zur Einschätzung des Schweregrades der Ischämie durchgeführt werden. Hierdurch läßt sich eine Auftrennung in Patienten mit hohem oder niedrigem Risiko erreichen. Eine Ischämie mit geringem Risiko sollte unter regelmäßigen Kontrollen medikamentös behandelt werden, während bei erhöhtem Risiko weitere Diagnostik bis hin zur Koronarangiographie anzuraten ist.

Patienten der Gruppe B, die von seiten ihrer koronaren Herzkrankheit bereits früher einmal symptomatisch waren, haben von vornherein eine höhere Prävalenz stummer Myokardischämien. Bei ihnen können mit Belastungs-EKG und Langzeit-EKG die Häufigkeit, Schwere und Dauer von Ischämieepisoden abgeschätzt, sowie die Schwellenwerte und Grenzwerte der Belastung festgestellt werden. Auch bei solchen Patienten dürfte das Belastungs-EKG in erster Linie in Frage kommen, da viele Untersuchungen gezeigt haben, daß bei Patienten mit negativem Belastungs-EKG ein positiver Befund im Langzeit-EKG äußerst selten ist. Das Langzeit-EKG hat hier seinen Platz für die Abschätzung der ischämischen Gesamtbelastung des Patienten bzw. zur Untersuchung von solchen Patienten, die einer ausreichenden Belastung bei der Ergometrie nicht zugeführt werden können. Bei diesen Patienten dient die nichtinvasive Diagnostik der Aufteilung in Patienten mit hoher oder niedriger Krankheitsaktivität. Bei niedriger Krankheitsaktivität kommen wiederum insbesondere prophylaktische Maßnahmen, medikamentöse Therapie und weitere Beobachtung zum Zuge, während eine hohe Krankheitsaktivität, z. B. häufige Ischämieepisoden oder Ischämieauslösung im Belastungs-EKG bei niedrigen Wattzahlen und niedriger Herzfrequenz, auch beim asymptomatischen Patienten zu einer invasiven Diagnostik Anlaß sein sollten.

Literatur

1. Andresen D, Brüggemann Th, Jereczek M, Schröder R (1987) Analysegenauigkeit des Langzeit-EKG zur Erfassung belastungsinduzierter Koronarischämien. Z Kardiol 76, Suppl. 1: 107
2. Armstrong WF, Jordan JW, Morris SN, McHenry PL (1982) Prevalence and magnitude of ST-segment and T-wave abnormalities in normal men during continuous ambulatory electrocardiography. Am J Cardiol 49: 1638–1644

3. Arnim T von, Autenrieth G, Bolte HD (1984) Acute myocardial infarction during continuous electrocardiographic ST segment recording. Possible role of bradycardia and hypotension induced by glyceryl trinitrate. Br Heart J 51: 575–577

4. Arnim T von, Kemkes B, Höfling B (1985) Monitoring of myocardial ischemia during PTCA: improved sensitivity with 12-lead ECG. In: Meyer J, Erbel R, Rupprecht HJ (eds) Improvement of myocardial perfusion. Thrombolysis, angioplasty, bypass surgery. Martinus Nijhoff, Dordrecht Boston Lancaster, pp 186–189

5. Arnim T von, Stäblein A, Höfling B (1985) Detection of ischemia during PTCA with extended electrocardiographic monitoring. In: B Höfling ed., Current problems in PTCA, Steinkopff Darmstadt, Springer New York, pp 27–34

6. Arnim T von, Höfling B, Schreiber MA (1985) Characteristics of episodes of ST elevation or ST depression during ambulatory monitoring in patients subsequently undergoing coronary angiography. Br Heart J 54: 484–488

7. Arnim T von (1985) ST-Segment-Analyse im Langzeit-EKG. Dtsch Med Wochenschr 110: 1047–1051

8. Arnim T von, Erath A, Höfling B, Schreiber MA (1987) Prevalence of silent ischemia in patients undergoing coronary angiography. In: Arnim T von, Maseri A (eds), Silent Ischemia, current concepts and management. Steinkopff Darmstadt, Springer New York, pp 81–90

9. Arnim T von (1987) Silent ischemia in patients with coronary heart disease: prevalence and prognostic implications. Eur Heart J 8, Suppl. G: 115–118

10. Arnim T von (1987) Stumme Myokardischämie – Probleme der Diagnostik bei total asymptomatischen „Patienten". MMW 129: 653–655

11. Balasubramanian V, Lahiri A, Green HL, Stott FD, Raftery EB (1980) Ambulatory ST-segment monitoring: problems, pitfalls, solution and clinical application. Br Heart J 44: 419–425

12. Barry J, Campbell S, Nabel EG, Mead K, Selwyn AP (1987) Ambulatory monitoring of the digitized electrocardiogram for detection and early warning of transient myocardial ischemia in angina pectoris. Am J Cardiol 60: 483–488

13. Becker LC, Silverman KJ, Bulkley BH, Kallman CH, Mellits ED, Weisfeldt M (1983) Comparison of early thallium-201 scintigraphy and gated blood pool imaging for predicting mortality in patients with acute myocardial infarction. Circulation 67: 1272–1278

14. Berman DS, Rozanski A, Knoebel SB (1987) The detection of silent ischemia: cautions and precautions. Circulation 75: 101–105

15. Berson AS, Pipberger HV (1966) The low frequency response of electrocardiographs: a frequent source of recording errors. Am Heart J 71: 779

16. Botvinick EH, Perez-Gonzalez JF, Dunn R, Ports T, Chatterjee K, Parmley W (1983) Late prognostic value of scintigraphic parameters of acute myocardial infarction size in complicated myocardial infarction without heart failure. Am J Cardiol 51: 1045

17. Bragg-Remschel DA, Anderson CM, Winkle RA (1982) Frequency response characteristics of ambulatory ECG monitoring systems and their implications for ST-segment analysis. Am Heart J 103: 20–31

18. Brüggemann Th, Schwietzer U, v. Leitner ER, Kruck I, Koppenhagen K, Reuter E, Biamino G (1984) Nichtinvasive Bestimmung der linksventrikulären Ejektionsfraktion mit einer mobilen getriggerten Szintillationsmeßsonde. Korrelation zu Cineventrikulographie, Echokardiographie und Radionuklidventrikulographie. Z Kardiol 73: 15–20

19. Brunken R, Schwaiger M, Grover-McKay M, Phelps ME, Tillisch J, Schelbert HR (1987) Positron emission tomography detects tissue metabolic activity in myocardial segments with persistent thallium perfusion defects. JACC 10: 557–567

20. Burkhard D (1987) (persönliche Mitteilung)

21. Camici P, Araujo L, Spinks T, Lammertsma AA, Sohanpal SK, Jones T, Maseri A (1986) Prolonged metabolic recovery allows late identification of ischemia in the absence of electrocardiographic and perfusion changes in patients with exertional angina. Can J Cardiol, Suppl A: 131A-135A

22. Campbell S, Barry J, Rocco MB, Nabel EG, Mead-Walters K, Rebecca GS, Selwyn AP (1986) Features of the exercise test that reflect the activity of ischemic heart disease out of hospital. Circulation 74: 72–80
23. Chierchia S, Brunelli C, Simonetti I, Lazzari M, Maseri A (1980) Sequence of events in angina at rest: Primary reduction in coronary flow. Circulation 61: 759–768
24. Cohn PF (1986) Total ischemic burden: definition, mechanisms and therapeutic implications. Am J Med 81, Suppl.4A: 2–6
25. Crea F, Kaski JC, Fragasso G, Hackett D, Stanbridge R, Taylor KM, Maseri A (1987) Usefulness of Holter monitoring to improve the sensitivity of exercise testing in determining the degree of myocardial revascularization after coronary artery bypass grafting for stable angina pectoris. Am J Cardiol 60: 40–43
26. Davies G, Chierchia S, Crea F, Mongiardi F, Maseri A (1982) Positive ergometrine test without ECG changes. Am J Cardiol 49, Suppl.2: 954
27. Deanfield JF, Maseri A, Selwyn AP, Ribeiro P, Chierchia S, Krikler S, Morgan M (1983) Myocardial ischemia during daily life in patients with stable angina: its relation to symptoms and heart rate changes. Lancet II: 753–758
28. Deanfield JE, Shea M, Ribiero P, deLandsheere CM, Wilson RA, Horlock P, Selwyn AP (1984) Transient ST-segment depression as a marker of myocardial ischemia during daily life. Am J Cardiol 54: 1195–1200
29. Deanfield JE, Selwyn AP (1986) Character and causes of transient myocardial ischemia during daily life. Implications for treatment of patients with coronary disease. Am J Med 80, Suppl.4C: 18–24
30. Deanfield JE, Spiegelhalter D (1987) Variability of myocardial ischemia in chronic stable angina. In: Arnim T von, Maseri A (eds) Silent ischemia, current concepts and management. Steinkopff, Darmstadt, Springer, New York, pp 203–207
31. Demangeat JL, Constantinesco A, Mossard JM, Chambron J, Voegtlin R (1981) Evaluation of myocardial perfusion and left ventricular function by ^{201}TI Scintigraphy after dipyridamole. Eur J Nucl Med 6: 491–503
32. Diamond Ga, Forrester JS (1979) Analysis of probability as an aid in the clinical diagnosis of coronary artery disease. New Engl J Med 300: 1350–1358
33. Distante A, Rovai D, Picano E, Moscarelli E, Palombo C, Morales MA, Michelassi C, L'Abbate A (1984) Transient changes in left ventricular mechanics during attacks of Prinzmetal's angina: An m-mode echocardiographic study. Am Heart J 107: 465–474
34. Distante A, Picano E, Moscarelli E, Palombo C, Benassi A, L'Abbate A (1985) Echocardiographic versus hemodynamic monitoring during attacks of variant angina pectoris. Am J Cardiol 55: 1319–1322
35. Editorial (1987) Total ischemic burden. Lancet, February 21, 1987, p 424–425
36. Ellestad MH (1980) Stress-testing - principles and practice. 2nd ed. Davis, Philadelphia
37. Foale R (1985) Diagnostic use of cross-sectional echocardiography in transient myocardial ischemia. In: Maseri A (ed) Hammersmith cardiology workshop series, vol 2. Raven, New York, pp 59–69
38. Forman R, Kirk ES (1984) Thallium-201 accumulation during reperfusion of ischemic myocardium: dependence on regional blood flow rather than variability. Am J Cardiol 54: 659–663
39. Francisco DA, Collins SM, Go RT, Ehrhardt JC, VanKirk OC, Marcus, ML (1983) Tomographic thallium-201 myocardial perfusion scintigram after maximal coronary artery vasodilation with intravenous dipyridamole. Circulation 66: 370
40. Froelicher VF jr (1982) Techniques of exercise testing. In: Hurst JW (ed) The Heart - arteries and veins, 5th ed. McGraw-Hill, New York, pp 1726
41. Froelicher VF (1983) Exercise testing and training. Year Book Medical Publishers, Inc., Chicago.
42. Gallino A, Chierchia S, Smith G, Croom M, Morgan M, Marchesi C, Maseri A (1984) Computer system for analysis of ST segment changes on 24 hour Holter monitor tapes. Comparison with other available systems. J Am Coll Cardiol 4: 245

43. Ganz W, Geft I, Shah PK, Lew AS, Rodriguez L, Weiss T, Maddahi J, Berman DS, Charuzi Y, Swan HJC (1984) Intravenous streptokinase in evolving acute myocardial infarction. Am J Cardiol 53: 1209–1216

44. Gibson RS, Watson DD, Craddock GB, Crampton RS, Kaiser DL, Denny MJ, Beller GA (1983) Prediction of cardiac events after uncomplicated myocardial infarction: a prospective study comparing predischarge exercise thallium-201 scintigraphy and coronary angiography. Circulation 68: 321–336

45. Gottlieb SO, Weisfeldt ML, Ouyang P, Mellits ED, Gerstenblith G (1986) Silent ischemia as a marker for early unfavourable outcomes in patients with unstable angina. New Engl J Med 314: 1214–1219

46. Hackworthy RA, Vogel MB, Harris PJ (1986) Relationship between changes in ST segment elevation and patency of the infarct-related coronary artery in acute myocardial infarction. Am Heart J 112: 279–284

47. Hausmann D, Nikutta P, Hartwig CA, Daniel WG, Lichtlen PR (1987) ST-Segment-Analyse im 24-Stunden-Langzeit-EKG bei Patienten mit stabiler Angina pectoris und angiographisch nachgewiesener Koronarsklerose. Z Kardiol 76: 554–562

48. Henkel B, Erbel R, Clas W, Schreiner G, Kopp H, Pop T, Meyer J (1985) Acute changes of myocardial function by PTCA. Evaluation by two-dimensional echocardiography. In: Meyer J, Erbel R, Rupprecht HJ (eds) Improvement of myocardial perfusion. Thrombolysis, angioplasty, bypass surgery. Martinus Nijhoff, Dordrecht Boston Lancaster, pp 166–180

49. Hirzel HO, Leutwyler R, Krayenbühl HP (1985) Silent myocardial ischemia: hemodynamic changes during dynamic exercise in patients with proven coronary artery disease despite absence of angina pectoris. JACC 6: 275–284

50. Hoberg E, Schwarz F, Kübler W (1987) Stumme Ischämien bei stabiler Angina pectoris. Dtsch Med Wochenschr 112: 1197–1200

51. Höfling B, Stäblein A, v. Arnim Th, Werdan K, Graeven C, Kirsch CM, Moser E, Büll U (1987) Stellenwert der Thallium-201-SPECT bei Erfolgskontrolle der Ballondilatation. In: Felix R, Wolf KJ, Zeitler (Hrsg) Neues im Kontrastbild, Herz und große Gefäße. Schering, Berlin, S 79–85

52. Jamal SM, Mitra-Duncan L, Kelly DT, Freedman SB (1987) Validation of a real-time electrocardiographic monitor for detection of myocardial ischemia secondary to coronary artery disease. Am J Cardiol 60: 525–527

53. Johnson SM, Mauritson DR, Willerson JT, Hillis LD (1981) A controlled trial of verapamil for prinzmetal's variant angina. N Engl J Med 304: 862–866

54. Jones HL, Campbell EJM (1982) Clinical exercise testing, 2nd ed. Saunders, Philadelphia

55. Kannel WB, Abbott RD (1984) Incidence and prognosis of unrecognized myocardial infarction. An update on the Framingham study. N Engl J Med 311: 1144–1147

56. Khurmi NS, Raftery EB (1987) Reproducibility and validity of ambulatory ST segment monitoring in patients with chronic stable angina pectoris. Am Heart J 113: 1091–1096

57. Krucoff MW, Green CE, Satler LF, Miller FC, Pallas RS, Kent KM, DelNegro AA, Pearle DL, Fletcher RD, Rackley CE (1986) Noninvasive detection of coronary artery patency using continuous ST-segment monitoring. Am J Cardiol 57: 916–922

58. Lahiri A, Crawley JCW, Jones RI, Bowles MJ, Raftery EB (1984) A non-invasive technique for continuous monitoring of left ventricular function using a new solid state mercuric iodide radiation detector. Clin Sci 66: 551–556

59. Lambert CR, Imperi GA, Pepine CJ (1986) Low-frequency requirements for recording ischemic ST-segment abnormalities in coronary artery disease. Am J Cardiol 58: 225–229

60. Lange-Andersen K, Shepard RJ, Denolin H, Varnauskas E, Masironi R (1971) Fundamentals of Exercise Testing. WHO, Genf

61. Leppo J, Boucher CA, Okada RD, Newell JB, Strauss HW, Pohost GM (1982) Serial thallium-201 myocardial imaging after dipyridamole infusion: diagnostic utility in detecting coronary stenoses and relationship to regional wall motion. Circulation 66: 649

62. Leppo JA, O'Brien J, Rothendler JA, Getchell JD, Lee VW (1984) Dipyridamole-thallium-201 scintigraphy in the prediction of future cardiac events after acute myocardial infarction. New Engl J Med 310: 1014-1018
63. Levy RD, Cunningham D, Shapiro LM, Wright C, Mockus L, Fox KM (1986) Continuous ambulatory pulmonary artery pressure monitoring. A new method using a transducer tipped catheter and a simple recording system. Br Heart J 55: 336-343
64. Levy RD, Shapiro LM, Wright C, Mockus L, Fox KM (1986) Haemodynamic response to myocardial ischemia during unrestricted activity, exercise testing and atrial pacing assessed by ambulatory pulmonary artery pressure monitoring. Br Heart J 56: 12-18
65. Lichtlen P (1971) The hemodynamics of clinical ischemic heart disease. Ann Clin Res 3: 333-343
66. Löllgen H (1983) Kardiopulmonale Funktionsdiagnostik. Documenta Geigy, Ciba-Geigy GmbH Wehr/Baden
67. Löllgen H, Ulmer HV (1985) Ergometrie - Empfehlungen zur Durchführung und Bewertung ergometrischer Untersuchungen. Klin Wochenschr 63: 651-677
68. Mark DB, Hlatky MA, Lee KL, Harrell FE, Califf RM, Pryor DB (1987) Localizing coronary artery obstructions with the exercise treadmill test. Ann Intern Med 106: 53-55
69. Nademanee K, Singh BN, Guerrero J, Hendrickson J, Intarachot V, Baky S (1982) Accurate rapid compact analog for the quantification of frequency and duration of myocardial ischemia by semiautomated analysis of 24-hour Holter ECG recordings. Am Heart J 103: 802-813
70. Nademanee K, Intarachot V, Singh PN, Josephson MA, Singh BN (1986) Characteristics and clinical significance of silent myocardial ischemia in unstable angina. Am J Cardiol 58: 26 B-33B
71. Nademanee K, Intarachot V, Robertson HA, Mody V, Singh BN (1987) Variability of parameters of myocardial ischemia: a comparison of exercise treadmill test, ambulatory ECG monitoring and symptoms of myocardial ischemia. Circulation 76, Suppl. IV: 390
72. Nemerovski M, Shah PK, Pichler M, Berman DS, Shellock F, Swan HJC (1982) Radionuklide assessment of sequential changes in left and right ventricular function following first acute transmural myocardial infarction. Am Heart J 104: 709
73. Picano E, Lattanzi F, Masini M, Distante A, L'Abbate A (1986) High dose dipyridamole echocardiography test in effort angina pectoris. J Am Cardiol 8: 848-854
74. Picano E, Lattanzi F, Masini M, Distante A, L'Abbate A (1987) Different degrees of ischemic threshold stratified by the dipyridamole-echocardiography test. Am J Cardiol 59: 71-73
75. Quyyumi AA, Wright C, Mockus L, Fox KM (1984) Effect of partial agonist activity in β-blockers in severe angina pectoris: a double blind comparison of pindolol and atenolol. Br Med J 289: 951-953
76. Quyyumi AA, Crake T, Wright CM, Mockus LJ, Fox KM (1987) Medical treatment of patients with severe exertional and rest angina: double blind comparison of ß-blocker, calcium antagonist and nitrate. Br Heart J 57: 505-511
77. Rovai D, Distante A, Moscarelli E, Morales MA, Picano E, Palombo C, L'Abbate A (1985) Transient myocardial ischemia with minimal electrocardiographic changes: An echocardiographic study in patients with Prinzmetal's angina. Am Heart J 109: 78-83
78. Rozanski A, Berman DS (1987) Silent myocardial ischemia. I. Pathophysiology, frequency of occurrence and approaches toward detection. Am Heart J 114: 615-626
79. Rozanski A, Berman D (1987) The frequency, pathophysiology and prognosis of exercise -induced silent ischemia. In: Arnim T von, Maseri A (eds), Silent ischemia, current concepts and management. Steinkopff Darmstadt, Springer New York, pp 96-106
80. Schelbert HR (1986) Evaluation of „metabolic fingerprints" of myocardial ischemia. Can J Cardiol, Suppl. A: 121 A-130A
81. Selwyn AP, Fox K, Eves M, Oakley D, Dargie H, Shillingford J (1978) Myocardial ischemia in patients with frequent angina pectoris. Br Med J II: 1594-1596

82. Shah PK, Pichler M, Berman DS, Maddahi J, Peter Th, Singh BN, Swan HJC (1980) Non-invasive identification of a high risk subset of patients with acute inferior myocardial infarction. Am J Cardiol 46: 915

83. Sheffield LT (1972) Graded exercise test for ischemic heart disease. A submaximal test to a target heart rate. In: Exercise Testing and Training of Apparently Healthy Individuals: A Handbook for Physicians. American Heart Association Commitee on Exercise, pp 35

84. Sheffield LT (1984) Exercise stress testing. In: Braunwald E (ed), Heart disease. A text-book of cardiovascular medicine, vol 1, 2nd ed. Saunders, Philadelphia, pp 258

85. Sheffield LT, Berson A, Bragg-Remschel D, Gillette PC, Hermes RE, Hinkle L, Kennedy H, Mirvis DM, Oliver C (1985) Recommendations for standards of instrumentation and practice in the use of ambulatory electrocardiography. The task force of the committee on electrocardiography and cardiac electrophysiology of the council on clinical cardiology. Circulation 71: 626A-636A

86. Sigwart V, Grbic M, Payot M, Goy JJ, Essinger A, Fischer A (1984) Ischemic events during coronary artery balloon obstruction. In: Rutishauser W, Roskamm H (eds) Silent myocardial ischemia. Springer, Berlin, pp 29-36

87. Singh BN, Nademanee K, Figueras J, Josephson MA (1986) Hemodynamic and electrocardiographic correlates of symptomatic and silent myocardial ischemia: pathophysiologic and therapeutic implications. Am J Cardiol 58: 3B-10B

88. Silverman KJ, Becker LC, Bulkley BH, Burow RD, Mellits ED, Kallman CH, Weisfeldt ML (1980) Value of early thallium-201 scintigraphy for predicting mortality in patients with acute myocardial infarction. Circulation 61: 996

89. Stern S, Tzivoni D, Stern Z (1975) Diagnostic accuracy of ambulatory ECG monitoring in ischaemic heart disease. Circulation 52: 1045-1049

90. Tayler DI, Vincent R (1985) Artefactual ST segment abnormalities dues to electrocardiograph design. Br Heart J 54: 121-128

91. Tzivoni D, Benhorin J, Gavish A, Stern S (1985) Holter recording during treadmill testing in assessing myocardial changes. Am J Cardiol 55: 1200-1203

92. Visser CA, David GK, Kan G, Romijin KH, Meltzer RS, Koolen JJ, Dunning AJ (1986) Two-dimensional echocardiography during percutaneous transluminal coronary angioplasty. Am Heart J 111: 1035-1041

93. Weidinger F, Czernin J, Pospischl E, Wolf Ch, Sochor H, Glogar DH (1987) Objektivierung und Quantifizierung der asymptomatischen Myokardischämie bei Patienten mit ischämischer Belastungsreaktion und koronarer Herzerkrankung. Cor Vasa 5/6: 221-228

Prävalenz der stummen Myokardischämie

Bedeutung der Prävalenzbetrachtung für das Problem der stummen Ischämie

Prävalenz ist die Häufigkeit des Vorliegens einer Erkrankung. Der Begriff der Prävalenz bezieht sich immer auf eine größere Gruppe von untersuchten Patienten oder Probanden, in der die gesuchte Erkrankung mit einer bestimmten Häufigkeit, eben der Prävalenz vorkommt. Bei jeder Suche nach einer Erkrankung ist die Frage nach ihrer Häufigkeit von Bedeutung, aber doch weniger bei Krankheiten, die durch Symptome offenbar werden, als bei einem Krankheitsbild wie der stummen Ischämie. Hierbei kann man sich nicht auf die Symptomatik verlassen, sondern benötigt objektive Testverfahren für die Diagnose.

Wenn man in der Diagnostik auf objektive Testverfahren angewiesen ist und aufgrund ihrer Ergebnisse Entscheidungen für den Patienten treffen muß, so ist es wichtig, die diagnostische Aussagekraft dieser Tests zu kennen. Die diagno-

Tabelle 4.1 Begriffe für die Analyse diagnostischer Tests nach dem Bayes-Theorem

Begriff	Berechnung	Kurzformel	Englischer Begriff
Vortestwahrscheinlichkeit (Prävalenz)	$\dfrac{\text{Kranke}}{\text{alle untersuchten Patienten}}$	$P(D+)$	„pre-test likelihood" („prevalence")
Sensitivität	$\dfrac{\text{Kranke mit positivem Test}}{\text{alle Kranken}}$	$P(T+/D+)$	„sensitivity"
Spezifität	$\dfrac{\text{Nichtkranke mit negativem Test}}{\text{alle Nicht-Kranken}}$	$P(T-/D-)$	„specificity"
Nachtestwahrscheinlichkeit (Vorhersagewert)	$\dfrac{\text{Kranke mit positivem Test}}{\text{alle Patienten mit positivem Test}}$	$P(D+/T+)$	„post-test likelihood" („predictive value")

Berechnung der Nachtestwahrscheinlichkeit nach dem Bayes-Theorem, wenn Sensitivität und Spezifität des Tests sowie die Prävalenz der Erkrankung im untersuchten Patientengut bekannt sind:

$$P(D+/T+) = \frac{P(D+) \times (P(T+/D+)}{P(D+) \times P(T+/D+) + (1 - P(D+)) \times (1 - P(T-/D-)}$$

stische Aussagekraft eines Tests wird am besten durch den Voraussagewert („predictive value") charakterisiert. Dieser Wert wird auch als Nachtestwahrscheinlichkeit bezeichnet, d. h. die Wahrscheinlichkeit, mit der ein Patient mit einem positiven Untersuchungsergebnis auch tatsächlich die gesuchte Erkrankung hat. Diesem positiven Voraussagewert läßt sich natürlich auch ein negativer Voraussagewert gegenüberstellen („negative predictive value") der besagt, mit welcher Wahrscheinlichkeit ein Patient mit einem negativen Testresultat auch tatsächlich nicht erkrankt ist. Der Vorhersagewert kann nach dem Bayes-Theorem berechnet werden, wenn zuvor Sensitivität und Spezifität des betreffenden Tests und die Vortestwahrscheinlichkeit, d. h. die Prävalenz der Erkrankung bekannt sind (Tabelle 4.1).

Während Sensitivität und Spezifität als für einen bestimmten Test konstante Größen angesehen werden können, ist die Prävalenz großen Schwankungen je nach dem untersuchten Patientengut unterworfen.

Die wesentliche Arbeit zur Erklärung der Zusammenhänge zwischen dem Belastungs-EKG und der Diagnose einer koronaren Herzkrankheit wurde von

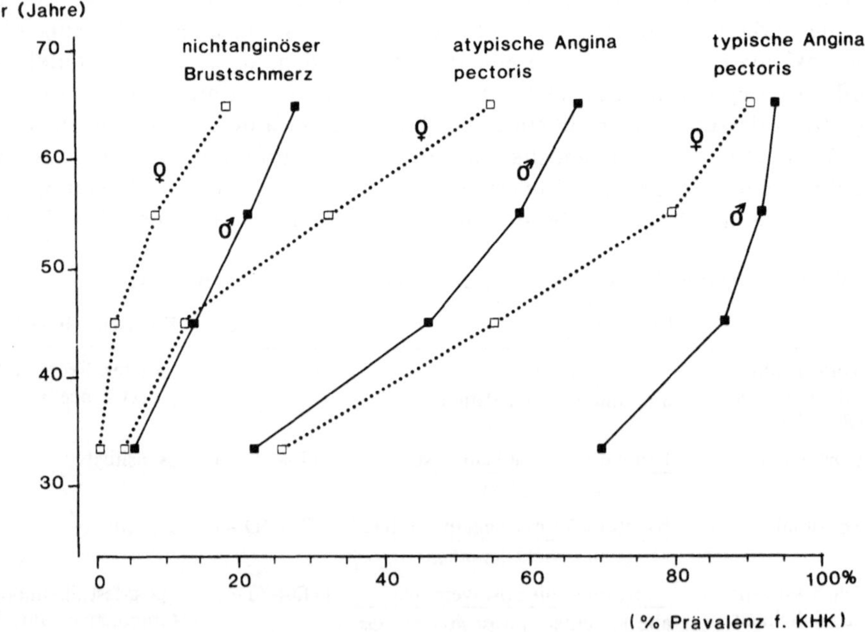

Abb. 4.1 Prävalenz des Vorliegens einer koronaren Herzkrankheit bei Männern und Frauen, aufgegliedert nach dem Lebensalter. Gruppen von Patienten mit unterschiedlicher Ausprägung von Brustschmerzen werden verglichen. Es ist erkennbar, daß nach dem Alter, aber auch nach der Art der vorliegenden Symptomatik große Prävalenzunterschiede bestehen. Die größten geschlechtsspezifischen Prävalenzunterschiede bestehen bei atypischer Angina pectoris im mittleren Alter und bei typischer Angina pectoris im jüngeren Alter. Die Prävalenz der koronaren Herzkrankheit bei asymptomatischen Personen liegt jedenfalls im niedrigen Bereich

Diamond und Forrester [18] vorgelegt. Diese Autoren haben zunächst aus 18 Publikationen die Prävalenz der angiographisch gesicherten Koronarkrankheit bei 4952 symptomatischen Patienten zusammengestellt und sie dann mit autoptischen Angaben von 23996 Verstorbenen über das Vorliegen von Koronarstenosen je nach Alter der Patienten vereinigt.

Die so gewonnenen Daten zur Prävalenz der koronaren Herzkrankheit in der Bevölkerung und bei symptomatischen Patienten bildeten die Grundlage für die weitere Analyse der Diagnostik mit dem Belastungs-EKG. Die Ergebnisse zur Prävalenz sind in Abb. 4.1 dargestellt. Es wird deutlich, daß die Prävalenz stark geschlechts- und altersabhängig ist und daß die Symptomatik der Patienten einen wesentlichen Einfluß auf die Prävalenz hat. Total asymptomatische Patienten bzw. Probanden erscheinen in dieser Aufstellung nicht, sie finden sich im untersten Skalenbereich.

Auf der Abbildung ist sehr gut zu erkennen, daß einerseits bei einer jüngeren Frau mit atypischen Brustschmerzen eine koronare Herzkrankheit von vornher-

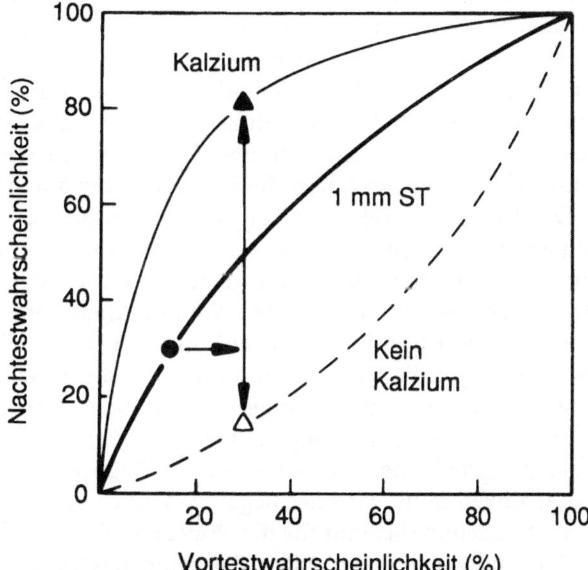

Abb. 4.2 Aussagekraft diagnostischer Testverfahren nach dem Bayes-Theorem. Dargestellt ist die Korrelation von Wahrscheinlichkeit vor dem Test (Vortestwahrscheinlichkeit, Prävalenz) und Wahrscheinlichkeit nach dem Test (Nachtestwahrscheinlichkeit, prädiktiver Wert). Das eingezeichnete Beispiel stellt einen Patienten dar, der mit einer Vortestwahrscheinlichkeit von ca. 12 % zum Belastungs-EKG kommt. Diese Prävalenz entspricht den symptomlosen Hochrisikopatienten der MRFIT-Studie. Durch ein positives Belastungs-EKG mit 1 mm ST-Senkung steigt die Nachtestwahrscheinlichkeit nur auf 30 %. Wird bei dem Patienten jetzt ein zweiter unabhängiger Test eingesetzt, so geht die Nachtestwahrscheinlichkeit als Prävalenz ein, damit hat der Patient beim Vorliegen von Verkalkungen an den Koronararterien unter Durchleuchtung eine KHK-Wahrscheinlichkeit von 80 %. Sollten keine Verkalkungen sichtbar sein, ist die Wahrscheinlichkeit unter 20 % [18]

ein äußerst unwahrscheinlich ist, während andererseits ein älterer Patient mit typischer Angina pectoris schon eine so hohe Wahrscheinlichkeit für das Vorliegen einer koronaren Herzkrankheit mitbringt, daß weitere einzusetzende Testverfahren hier kaum noch eine Steigerung der Wahrscheinlichkeit bringen können. Weiter ist zu erkennen, daß insbesondere für Männer mit atypischer Angina pectoris eine starke Altersabhängigkeit der Prävalenz an koronarer Herzkrankheit besteht.

Wenn diese Prävalenzdaten nun mit Daten zu Sensitivität und Spezifität aus Belastungs-EKG-Tests, Röntgendurchleuchtung oder Belastungsszintigraphie mit Thallium für Berechnungen verwendet werden, so ergeben sich typische Kurven wie in Abb. 4.2.

Bei gleichbleibender Sensitivität und Spezifität ergeben sich je nach Prävalenz oder Vortestwahrscheinlichkeit unterschiedliche Werte für die Nachtestwahrscheinlichkeit den Voraussagewert. Für einen bestimmten Wert für Spezifität und Sensitivität gibt es immer eine Kennlinie für den positiven (Spezifität) oder negativen (Sensitivität) Voraussagewert. Ist die Prävalenz sehr niedrig, dann ist auch der positive Voraussagewert niedrig; das bedeutet: In einem Untersuchungsgut mit niedriger Prävalenz muß man mit einem hohen Anteil an falsch-positiven Befunden rechnen. Ist hingegen die Prävalenz hoch, so ist auch die Nachtestwahrscheinlichkeit hoch. Am größten ist der Unterschied in der Nachtestwahrscheinlichkeit zwischen einem positiven und einem negativen Testergebnis im Bereich mittlerer Prävalenzen, deshalb ist hier auch der diagnostische Zugewinn durch die Untersuchung am größten.

Die Ergebnisse des Belastungs-EKG lassen sich nicht nur in positiv oder negativ unterteilen, sondern sie können sehr gut nach der Tiefe der ischämischen ST-Streckensenkung differenziert werden. Die dadurch nach dem Bayes-Theorem zu erwartenden Veränderungen im Zusammenhang zwischen Prävalenz und Spezifität sind auf Abb. 4.3 dargestellt. Man erkennt sehr gut, daß je strenger die Kriterien gewählt sind, die als ein positives Ergebnis gelten, desto höher der positive Vorhersagewert eines Testergebnisses ist. Fordert man tiefere ST-Streckensenkungen, wird die Spezifität des Tests gesteigert. Da gleichzeitig bei einer solchen Wahl der diagnostischen Grenzen aber die Sensitivität sinken muß, wird der negative Vorhersagewert absinken.

Was bedeutet das nun für die Prävalenz der stummen Myokardischämie?

Bei total asymptomatischen Patienten des Typs A, bei denen ein Symptom als Wegweiser für die Prävalenzbetrachtung völlig fehlt, muß man von Alter, Geschlecht und der Konstellation der Risikofaktoren ausgehen. Bei Patienten des Typs B, bei denen die koronare Herzkrankheit sich bereits einmal manifestiert hat, ist von vornherein die Prävalenz höher, unabhängig davon, welches Testverfahren im weiteren Verlauf angewendet wird. Der Wert, den die Einführung von Wahrscheinlichkeitsberechnungen nach dem Bayes-Theorem für die Diagnostik hat, besteht darin, daß ein sehr großer Erfahrungsschatz in diese diagnostischen Kennlinien eingeht. Sie ermöglichen in einfacher Weise eine präzise Aussage für individuelle Fälle.

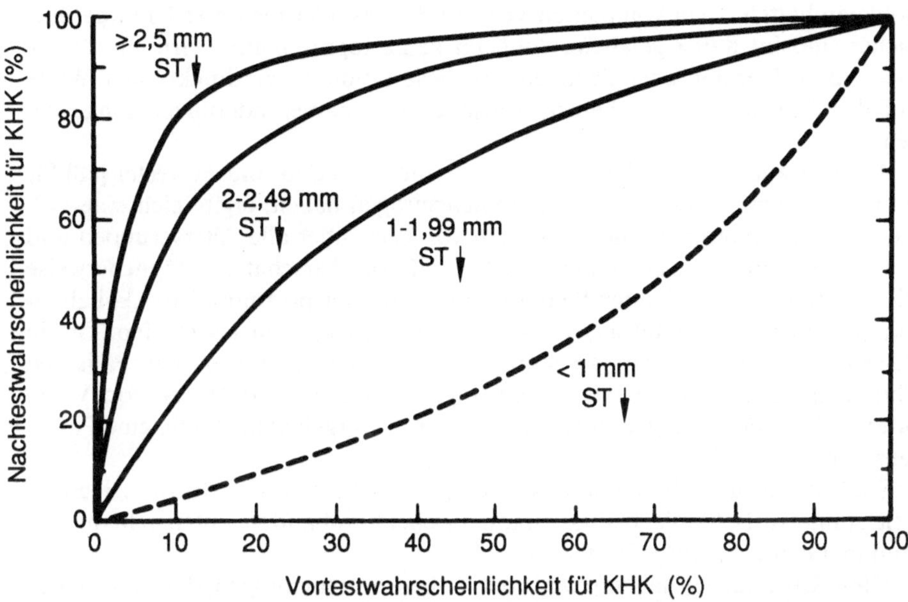

Abb. 4.3 Abhängigkeit des prädiktiven Wertes (Nachtestwahrscheinlichkeit) von der Tiefe der ST-Streckensenkung, die als positives Testergebnis angenommen wird. Durch immer tiefere ST-Streckensenkungen, die für einen positiven Test gefordert werden, steigt die Spezifität der Untersuchung und damit sinkt der Anteil falsch-positiver Ergebnisse. Gleichzeitig kommt es aber zu einem erheblichen Absinken der Sensitivität, die hier nicht eingezeichnet ist

Stumme Ischämie bei asymptomatischen Patienten

Der Frage der Häufigkeit von stummer Ischämie bei Patienten, oder besser Probanden ohne Symptome, kann man sich von 2 Seiten her nähern:

1) über die Häufigkeit einer koronaren Herzkrankheit, die angiographisch oder in autoptischen Studien bei asymptomatischen Patienten festgestellt wurde;
2) über Reihenuntersuchungen von asymptomatischen Probanden mit Belastungstests zur Provokation von Ischämie.

Unter den autoptischen Studien hat eine 1953 veröffentliche Untersuchung an jungen Soldaten, die im Koreakrieg gefallen waren, besonderes Aufsehen erregt [20]. Die Autoren berichten über 300 Autopsien, in denen bei 77% sich Hinweise auf eine beginnende koronare Atherosklerose fanden. Zwar waren 64% nur fibröse oder atheromatöse Plaques, die 50% oder weniger Lumeneinengung verursachten, aber über 80%ige Stenosen fanden sich immerhin bei 9,6% der untersuchten Herzen, und 3% der im Mittel 22 jährigen gefallenen

Soldaten hatten einen kompletten Verschluß eines oder mehrerer Kranzgefäße. Sicher sind im Krieg gefallene Soldaten keine repräsentative Gruppe für die Gesamtbevölkerung, aber dennoch hat diese Studie in eindrucksvoller Weise auf den frühen Beginn atherosklerotischer Koronarveränderungen hingewiesen.

Aus den autoptischen Untersuchungen, die Diamond und Forrester [18] für ihre Prävalenzuntersuchungen zusammengetragen haben, ergibt sich eine Prävalenz bei asymptomatischen Männern von 6,4% über alle Altersgruppen und bei Frauen von 2,6%. Diese autoptischen Ziffern überschätzen möglicherweise die Häufigkeit signifikanter Stenosierungen, die an postmortalen, „kollabierten" Gefäßen manchmal ausgeprägter erscheinen können als in vivo. Die in derselben Arbeit zitierten angiographischen Untersuchungen bei Patienten ohne Angina pectoris (die Untersuchungen waren zur Abklärung von Vitien oder EKG-Veränderungen durchgeführt worden) ergeben im Mittel eine Prävalenz von 4% [18, 21, 23].

Studien, die über Reihenuntersuchungen mit Belastungs-EKG die Häufigkeit stummer Ischämie bei asymptomatischen Probanden untersucht haben, sind in Tabelle 4.2 aufgeführt.

Diese Untersucher haben jeweils bei Reihenuntersuchungen, die vom Arbeitgeber ausgingen, Belastungs-EKG durchgeführt und die im Belastungstest positiven Probanden dann angiographisch untersucht. Die hierbei gefundenen Häufigkeiten liegen im Mittel ebenfalls im Bereich von 3–5%.

Zwei große, in den USA durchgeführte Studien zur Primärprävention der koronaren Herzkrankheit haben ebenfalls wichtige Prävalenzdaten geliefert. Hier wurden die in großer Zahl eingeschlossenen asymptomatischen Probanden zwar nicht angiographisch untersucht und damit die Diagnose einer asymptomatischen koronaren Herzkrankheit gesichert. Über die Häufigkeit pathologischer Belastungs-EKG-Befunde geben die Studien jedoch Auskunft und deren Validität wurde durch nachfolgende prognostische Untersuchungen belegt [24, 39].

In der Lipid-Research-Clinic-Studie fand sich unter 3178 Probanden in 5,8% ein positiver Befund im Belastungs-EKG. Dabei hatten hyperlipidämische Probanden mit 6,2% etwas häufiger pathologische Befunde als normolipidämische Probanden mit 5,4% [24].

Tabelle 4.2 Prävalenz asymptomatischer Ischämie nach Belastungs-EKG

	n	Positives Belastungs-EKG		Koronarangiographie (Stenosen > 50%)	
Langon (1980)	129	16	12%	12	9%
Froelicher (1976)	1390	111	7,9%	34	2,4%
Erikssen (1976)	2014	105	5,2%	69	3,4%
				(50	2,5%)

In der MRFIT-Studie [39] wurden 12 422 Männer einem Belastungs-EKG unterzogen, das bei 12,5% der asymptomatischen Probanden pathologisch ausfiel. Diese deutlich erhöhte Prävalenz einer ischämischen EKG-Reaktion auf Belastung liegt daran, daß für die MRFIT-Studie die Teilnehmer nach Vorliegen von Risikofaktoren selektiert worden waren. Sie waren so selektiert, daß sie die oberen 15% einer Risikoverteilung darstellten, die auf den Daten der Framingham-Studie beruhten. Allerdings waren Probanden, die Hinweise auf koronare Herzkrankheit im Ruhe-EKG, diastolische Blutdruckwerte über 110 mm Hg oder Serumcholesterinwerte über 350 mg% aufwiesen, wiederum aus dieser Studie von vornherein ausgeschlossen worden. Die Prävalenzdaten der MRFIT-Studie zeigen, daß es möglich ist, durch Auswahl der Patienten nach Vorliegen von Risikofaktoren die Vortestwahrscheinlichkeit für koronare Herzkrankheit zu steigern und damit zu einem sinnvolleren Einsatz der nachfolgenden Stufendiagnostik auch bei asymptomatischen Probanden zu kommen. Diese Vorgehensweise bietet sich auch für die tägliche Praxis an, wenn man Risikokonstellationen aus großen Studien wie z. B. der Framingham-Studie [32] zugrunde legt. Für die Verhältnisse in Deutschland dürfte die große in Münster durchgeführte retrospektive Studie [6, 7] repräsentativ sein.

Die Inzidenzdaten von koronarer Herzkrankheit aus dieser PROCAM-Studie wurden in einen Kleinrechner einprogrammiert, der dadurch eine auf einen einzelnen Patienten individuell zugeschnittene Risikobeurteilung erlaubt. Zwar ist die Inzidenz von Ereignissen (hier Infarkten) nicht von vornherein gleichzusetzen mit der Prävalenz einer Erkrankung, sie sind jedoch so eng korreliert [18], daß sie aus praktischen Erwägungen gleichgesetzt werden dürfen.

Zusammengefaßt muß die Häufigkeit der stummen Ischämie bei asymptomatischen Probanden als so niedrig angesehen werden, daß breit angelegte unselektive Suchtests wegen der hohen zu erwartenden Zahl falsch-positiver Ergebnisse nicht als sinnvoll angesehen werden können. Ist jedoch im individuellen Fall aufgrund einer besonderen Risikokonstellation von einer höheren Prävalenz auszugehen, dann wird unserer Meinung nach etwa ab einer Prävalenz von 10% der Einsatz einer Stufendiagnostik der Koronarkrankheit mit dem Ziel, stumme Ischämien aufzudecken, anzuraten sein (s. hierzu auch die Empfehlungen zur Stufendiagnostik im Kap. „Diagnostik der stummen Myokardischämie").

Prävalenz der stummen Ischämie bei Patienten mit stabiler Angina pectoris

Patienten mit stabiler Angina pectoris stellen die überwiegende Mehrzahl der Patienten dar, die wegen ihrer koronaren Herzkrankheit in ärztlicher Behandlung sind. Die Häufigkeit stummer Ischämie unter solchen Patienten ist zwar insofern von Bedeutung, als sie den Anteil des „Eisbergs unter Wasser" darstellt, die Patienten haben jedoch durch ihre Angina pectoris bereits einmal ein

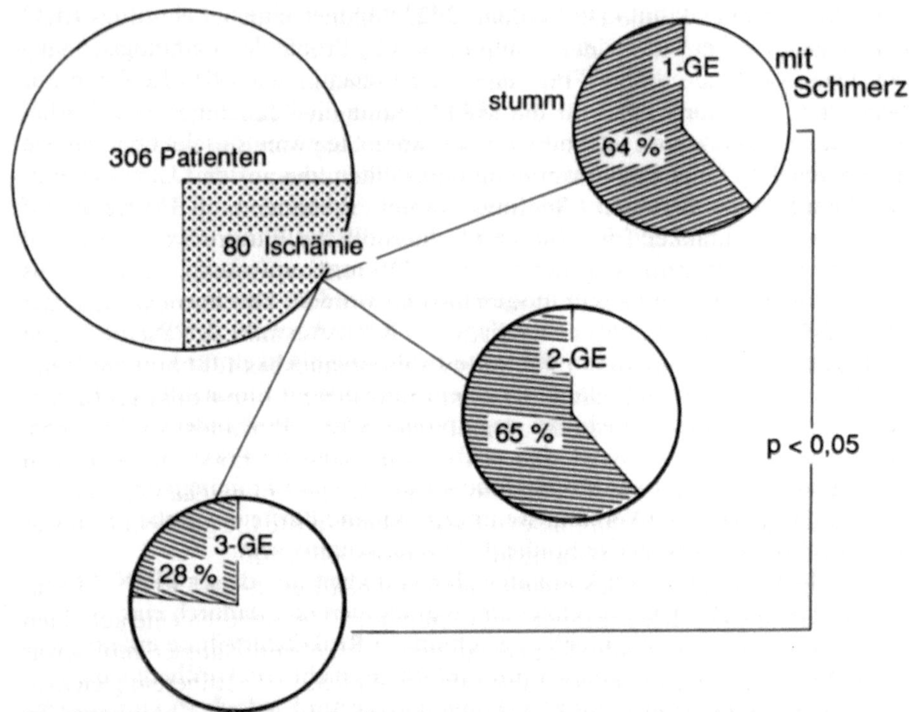

Abb. 4.4   Prävalenz transienter Ischämieepisoden bei Patienten, die in unsere Klinik zur Koronarangiographie eingewiesen wurden. Etwa ein Viertel der Patienten hat nachweisbare Ischämieepisoden. Patienten mit Eingefäßerkrankung haben häufiger durchwegs stumme Episoden als Patienten mit Dreigefäßerkrankung

Symptom ihrer Koronarkrankheit kennengelernt und sind deshalb dem Typ B zuzuordnen. Bei diesen Patienten ist insbesondere die Diagnostik mit dem Langzeit-EKG von Bedeutung, da sie zeigen kann, inwieweit bei dem Patienten über seine als Angina pectoris verspürten Ischämiezustände hinaus noch stumme Episoden unter Alltagsbedingungen nachweisbar sind [4, 17, 28, 42, 49, 51, 53]. Nach neueren Untersuchungen zur Korrelation der Krankheitsaktivität nach Belastungs-EKG und Langzeit-EKG sind transiente Ischämieepisoden im Langzeit-EKG sehr selten bei Patienten, die nicht auch eine ischämische ST-Streckensenkung im Belastungs-EKG haben. Weiterhin gehen besonders häufige Ischämieepisoden unter Alltagsbedingungen mit einer niedrigen Ischämieschwelle im Belastungs-EKG einher [11].

In einer eigenen Studie [2] an 296 konsekutiven Patienten, die in unserer Klinik wegen überwiegend stabiler Angina pectoris zur Koronarangiographie kamen, konnten wir bei 23,6% der Patienten transiente Ischämieepisoden nachweisen, von denen 65% nicht von Symptomen begleitet waren (Abb. 4.4). Dabei war der Anteil stummer Episoden gleich hoch für ST-Streckensenkung und ST-

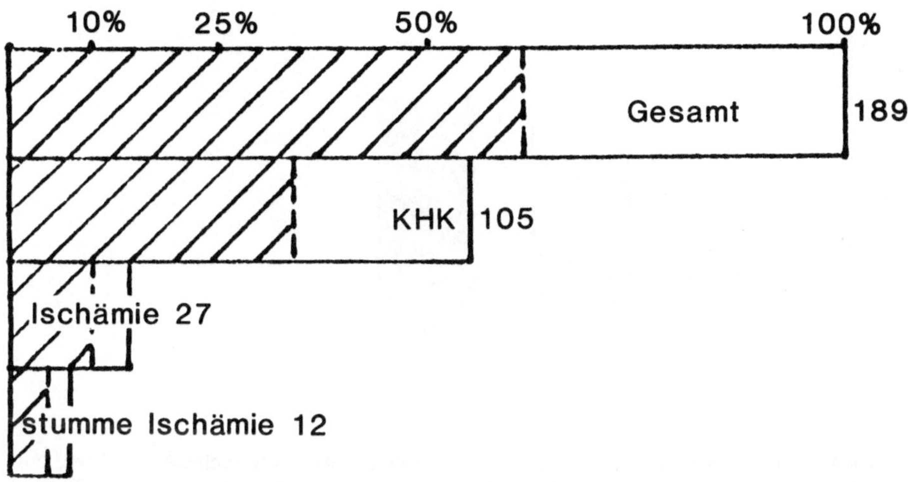

Abb. 4.5 Häufigkeit stummer Ischämie im Belastungs-EKG in einer internistischen Praxis. Von den Ergometrien, die mit der Indikation KHK durchgeführt werden, ist etwa ein Viertel mit Ischämienachweis, davon die Hälfte ohne begleitende Angina pectoris [27]

Streckenhebung. Andere Autoren haben bei kleineren Gruppen von Patienten, die stärker auf positives Belastungs-EKG und Vorliegen von koronarer Herzkrankheit hin selektioniert waren, höhere Prozentsätze des Vorkommens von transienten Ischämieepisoden gefunden [5, 29, 41].

Über die Verhältnisse bezüglich Belastungs-EKG in einer niedergelassenen Praxis in München gibt Abb. 4.5 Auskunft: Hier wurden die Ergebnisse von Belastungs-EKG-Untersuchungen an 189 konsekutiven Ergometrien aufgeschlüsselt [27]. Von den Patienten, bei denen die Untersuchungen mit der Indikation koronare Herzkrankheit durchgeführt worden waren, fand sich bei 26% ein positiver Ischämienachweis, 44% dieser Ischämien im Belastungs-EKG verliefen stumm. Damit ist auch in der niedergelassenen Praxis bei entsprechender Patientenselektion für die Untersuchung mit dem Belastungs-EKG der Nachweis einer stummen Ischämie durchaus nicht ein seltenes Ereignis.

Prävalenz stummer Myokardischämie bei instabiler Angina pectoris

Patienten mit instabiler Angina pectoris werden wegen ihrer an Schwere und Häufigkeit zunehmenden Symptomatik in die Klinik aufgenommen. Neben den schweren und häufigen Angina-pectoris-Anfällen läßt sich auch noch eine große Zahl unbemerkter Ischämiezustände objektiv feststellen, wie durch Untersuchungen von Gottlieb et al. [25], Johnson et al. [31], Nademanee et al.

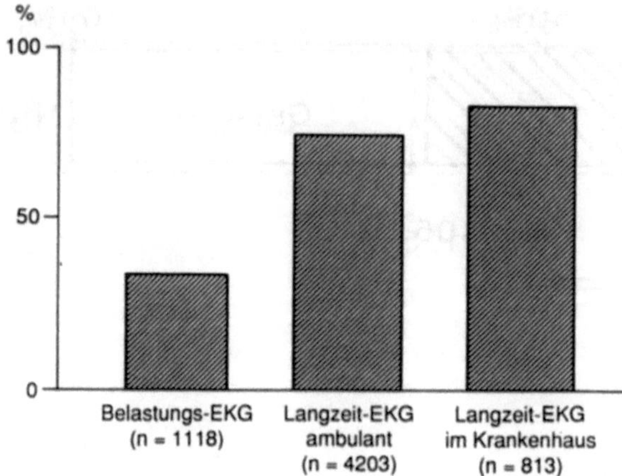

Abb. 4.6   Prozentanteil stummer Ischämie bei verschiedenen Untersuchungsverfahren, aus zahlreichen Studien zusammengestellt von Rozanski. Es zeigt sich, daß unter den Bedingungen des Belastungs-EKG die Ischämie zu einem geringeren Anteil stumm verläuft als bei ambulanten EKG-Untersuchungen mit dem Langzeit-EKG. Den höchsten Anteil an stummen Ischämieepisoden zeigen Langzeit-EKG-Untersuchungen bei hospitalisierten Patienten

[40] und aus unserer eigenen Klinik Arnim et al. [5] belegt wurde. In unserer eigenen Studie konnten bei 46% der Patienten trotz intensiver medikamentöser Therapie noch transiente Ischämien nachgewiesen werden, die zu 80% stumm verliefen. Damit ist knapp die Hälfte der Patienten mit medikamentöser Therapie nicht so zu behandeln, daß sie objektiv ischämiefrei sind. Ischämieepisoden trotz Therapie bedeuten für diese Patienten eine belastete Prognose.

Die Diagnostik mit dem kontinuierlichen Langzeit-EKG hat gezeigt, daß das diagnostische Kriterium „transiente ST-Veränderungen im EKG", das als Kennzeichen für instabile Angina pectoris bewertet wurde, auch bei stabiler Angina pectoris anzutreffen ist. Zwischen Zuständen von stabiler und instabiler Angina pectoris liegen damit fließende Übergänge an Häufigkeit und Schwere ischämischer Veränderungen vor.

Dabei kann jedoch bei einer höheren Zahl von Ischämieepisoden der Anteil symptomatischer Attacken niedriger werden, wie eine Übersicht von Rozanski und Berman [47] darstellt (Abb. 4.6). Durch Zusammenfassung der Ergebnisse zahlreicher Studien, die stumme Ischämie mit dem Belastungs-EKG, dem ambulanten Langzeit-EKG und mit Langzeit-EKG während des stationären Aufenthalts untersucht haben, konnte Rozanski nachweisen, daß mit der Häufigkeit der Ischämieepisoden und ihrer höheren Prävalenz offenbar der Anteil stummer Ischämien an den insgesamt nachweisbaren Ischämien steigt (s. Tabelle 4.3). So waren unter den Bedingungen des Belastungs-EKG in 13 Studien 34% der Ischämien ohne Symptome aufgetreten, während dieser Prozentsatz in 10 Studien mit ambulantem Langzeit-EKG bei 75% und in 2 Studien mit Langzeit-EKG-Untersuchungen in der Klinik bei knapp 90% lag. Es

Tabelle 4.3 Häufigkeit stummer Ischämieepisoden bei Untersuchungen mit Langzeit-EKG

Autor	Anzahl der Ischämieepisoden	Stumme Ischämieepisoden	
	n	n	[%]
ST-Streckensenkung			
Allen et al.	109	67	(61)
Schang u. Pepine	411	310	(75)
Selwyn et al.	703	590	(84)
Cocco et al.	256	138	(54)
Cecchi et al.	170	116	(68)
Chierchia et al.	278	226	(81)
Deanfield et al.	1934	1464	(76)
Ribiero et al.	92	72	(78)
Arnim et al.	165	107	(65)
Carboni et al.	85	60	(71)
Gesamt	4203	3150	(75)
ST-Streckenhebung			
Cocco et al.	142	87	(61)
Arnim et al.	56	37	(66)
Carboni et al.	14	11	(79)
Gesamt	212	135	(64)

ist verständlich, daß Patienten unter den Bedingungen des Belastungs-EKG eher auf Schmerzen achten und deshalb auftretende Symptome besser registriert werden, als unter den Bedingungen des ambulant durchgeführten Langzeit-EKG. Allerdings deutet der noch höhere Prozentsatz an stummer Ischämie bei hospitalisierten Patienten darauf hin, daß doch bei besonders zahlreichen Ischämieepisoden der Anteil von schmerzhaften Episoden sinkt. Es ist auch unsere Erfahrung, daß nur Patienten mit sehr wenigen Ischämieepisoden in der Lage sind, diese auch sämtlich als symptomatisch zu registrieren.

Prävalenzbetrachtungen beim stummen Myokardinfarkt

Bereits in vorangegangenen Kapiteln wurde auf den stummen Myokardinfarkt eingegangen. Im Kapitel „Einführung und Definition" begegnete uns der stumme Myokardinfarkt als die erste festgestellte Form von stummer Myokardischämie. In einer Übersichtsarbeit aus dem Jahre 1954 schätzt Roseman [45] die Prävalenz der stummen Infarkte auf zwischen 20% und 60% aller Infarkte. Die Häufigkeit war davon abhängig, welche Population untersucht wurde und ob die Untersuchungen mit EKG oder Autopsie validiert wurden. Die besten

Untersuchungsergebnisse zu dieser Frage bietet die Framingham-Studie mit ihren 2 jährlichen EKG-Kontrollen, bei denen die elektrokardiographische Diagnostik von stummen Myokardinfarkten betrieben wurde. Die letzten aus dieser Studie veröffentlichten Daten zur Frage des stummen Myokardinfarktes umfassen eine 26 jährige Verlaufsbeobachtung [32] und ergaben eine Häufigkeit von 26% der Infarkte bei Männern und 34% der Infarkte bei Frauen, die unerkannt verliefen. In einer anderen großen Studie, der „Western Collaborative Group Study", lag die Häufigkeit bei 30% unerkannter Myokardinfarkte [46]. Eine prospektive Untersuchung von 9509 Regierungsangestellten in Israel, mit 427 Infarkten im Beobachtungszeitraum zeigte 40% unerkannte Infarkte, von denen ähnlich wie in der Framingham-Studie ca. die Hälfte total stumm verlaufen war [37]. Die letztere Studie hat möglicherweise eine Tendenz zur Überschätzung der Häufigkeit unerkannter Myokardinfarkte, da die Verlaufselektrokardiogramme unabhängig von den Vor-EKG interpretiert wurden. Deshalb würden wir insgesamt von einer Prävalenz von 25–35% unerkannt verlaufender Infarkte ausgehen. Das ist eine bei der Häufigkeit und Gefährlichkeit des Krankheitsbildes sehr hohe Zahl.

In einer Studie an Autopsien untersuchten Cabin und Roberts [10] 61 Fälle, bei denen in der Sektion eine abgeheilte Infarktnarbe festgestellt wurde. Von diesen Patienten hatten 33 eine klinische Vorgeschichte eines Myokardinfarktes, bei 28 Patienten war der Myokardinfarkt bis zur Autopsie unbekannt gewesen. Die Autoren fanden beim Vergleich der Autopsieergebnisse zwischen der Gruppe mit symptomatischen und stummen Myokardinfarkten keine Unterschiede im Gefäßbild. Sowohl die Verteilung als auch die Hochgradigkeit der Stenosen war in beiden Gruppen gleich. Es waren jedoch die symptomatischen Myokardinfarkte im Mittel signifikant größer (17% gegenüber 7% des linken Ventrikels) und häufiger in der Vorderwand lokalisiert. Die klinisch bis zum Tode der Patienten unerkannt gebliebenen Myokardinfarkte waren überwiegend (22 von 28) in der Hinterwand lokalisiert. Die Ursache für eine solche Verteilung zwischen Vorderwand und Hinterwand ist nicht bekannt. Dieses Ergebnis entspricht jedoch sehr gut den Beobachtungen, die wir bei einem Patienten während Ballondilatation an 2 Gefäßen machen konnten, wo die Ischämie über der Hinterwand schmerzlos verlief und beim selben Patienten die Ischämie im Vorderwandbereich deutlich verspürt wurde (s. Abb. 2.14, Kap. 2).

Eine besondere Gruppe von Patienten mit asymptomatischer koronarer Herzkrankheit stellen jene Patienten dar, die bis zur ihrem Myokardinfarkt oder plötzlichen Herztod total asymptomatisch sind. Obwohl nur ein indirekter Schluß auf das Vorliegen einer asymptomatischen Koronarsklerose vor dem akuten Ereignis gezogen werden kann, ist doch davon auszugehen, daß diese Patienten nicht nur ihre Koronarsklerose, sondern auch schon stumme Ischämien vor dem irreversiblen Ereignis gehabt haben. Die Erkrankung muß sich unentdeckt schon seit Jahren im Patienten entwickelt haben und dann möglicherweise über Akturveränderungen, wie wir sie bei der instabilen Angina pectoris diskutiert haben, zu dem irreversiblen Ereignis geführt haben. Nach autoptischen Studien kann man davon ausgehen, daß 25–50% der Opfer eines plötzlichen Herztodes eine zuvor unerkannte koronare Atherosklerose bei Autopsie aufweisen [33, 35]. Wenn man von ca. 50000 plötzlichen Herztodesfällen pro Jahr in der Bundesrepublik Deutschland ausgeht, ergibt das eine sehr erhebliche Zahl.

Von den Patienten, die mit ihrem ersten Myokardinfarkt in eine Klinik aufgenommen werden, haben nach mehreren Studien nur etwa die Hälfte vorher an Angina pectoris gelitten [26, 38, 48]. In der Studie von Midwall et al. [38] zeigte sich beim Vergleich der Patienten mit und ohne Angina pectoris vor dem Myokardinfarkt, daß Patienten mit Angina pectoris häufiger Kollateralen und häufiger eine Mehrgefäßerkrankung aufwiesen und daß sie älter und häufiger männlich waren. In einer eigenen Studie konnten wir zeigen [8], daß bei Patienten mit vorausgegangener Angina pectoris ein dann eintretender Myokardinfarkt häufiger als nichttransmuraler Infarkt in Erscheinung tritt, während transmurale Infarkte häufiger de novo auftreten.

Haben Patienten mit Diabetes mellitus besonders häufig stumme Ischämien?

In diesem Kapitel über die Prävalenz der stummen Myokardischämie soll der Frage nachgegangen werden, ob es spezielle Patientengruppen gibt, bei denen eine besondere Neigung zu stummen Ischämien zu verzeichnen ist. Die einzige Patientengruppe, für die dieses Phänomen diskutiert wird, sind Patienten mit Diabetes mellitus. Bei keiner anderen Patientengruppe haben sich überhaupt Hinweise in dieser Richtung ergeben und auch bei Patienten mit Diabetes mellitus ist eine solche Häufung umstritten. Wie bereits im Kapitel „Pathophysiologie der stummen Ischämie" ausgeführt, ist es ja auch nicht eine besondere Form von Ischämie, die stumm verläuft, sondern es sind typische, manchmal vielleicht etwas geringergradige oder weniger ausgedehnte Ischämien, aber im Grunde genau die gleichen Ischämiezustände, die sowohl mit als auch ohne Schmerzen ablaufen können.

Bei Patienten mit Diabetes mellitus liegt durch die diabetische Neuropathie eine zusätzliche Erkrankung vor, die ihrerseits mit der Schmerzperzeption interferiert, ohne daß deswegen die Ischämien oder Infarkte bei Diabetikern von anderer Art wären, als bei Patienten mit Koronarsklerose und Diabetes.

Studien, die sich dem Problem stummer Infarkte und stummer Ischämien bei Diabetes mellitus gewidmet haben, sind auf Tabelle 4.4 zur Übersicht aufgelistet. Derartige Übersichtstabellen haben den großen Vorteil einer vergleichenden Darstellung. Sie müssen zwangsläufig gewisse Details unterschiedlicher Gruppeneinteilungen außer acht lassen.

Am ehesten bekannt ist die Tatsache, daß bei Patienten mit Diabetes ein höherer Anteil stummer Myokardinfarkte besteht als bei anderen Patienten.

Tabelle 4.4   Studien nach stummen Infarkten und stummer Ischämie bei Diabetes mellitus *(D.m.)*

Autor	Jahr	Untersuchungsgut (n)	D.m. [%]	Ohne D.m. [%]	Signifikanz (p)
Stummer Myokardinfarkt					
Bradley	(1962)	2·100 Infarkt	42	6	<0,05
Margolis	(1973)	259 Infarkt	39	22	n.s.
Soler	(1975)	285	33	15	<0,05
Stumme Ischämie, Belastungstests					
Bellet	(1967)	2·85 asympt.	22	10	0,05
Lindsey	(1978)	122 KHK pos.	41	35	n.s.
Abenavoli	(1981)	16·12 asympt.	42	8	0,05
Nesto	(1986)	2·43 asympt.	72	44	0,01
Chiphin	(1987)	211 Ergometrie pos.	54	47	n.s.
Stumme Ischämie, Langzeit-EKG					
Chiarello	(1985)	121 (51 D.m.)	36	17	0,05
Arnim	(1985)	296 (32 D.m.)	19	13	n.s.

Dies wurde zunächst in einer Studie von Bradley und Schonfeld [9] sehr eindrucksvoll belegt. Margolis et al. [36] konnten diesen Befund 1973 aus den Daten der Framingham-Studie zwar nicht signifikant bestätigen, es zeigte sich jedoch eine gewisse Tendenz in der gleichen Richtung. Eine 1975 von Soler et al. [52] vorgelegte größere Studie ergab eine signifikante Häufung stummer Myokardinfarkte bei Diabetikern. In der gleichen Richtung sind hier auch autoptische Ergebnisse zu interpretieren, die von Cabin und Roberts [10] vorgelegt wurden: In der Gruppe von Patienten, bei denen ein Myokardinfarkt in der Autopsie festgestellt wurde, jedoch klinisch vorher nicht bekannt gewesen war, waren Patienten mit Diabetes mellitus signifikant gehäuft.

Widersprüchlich sind die Ergebnisse für den Nachweis stummer Ischämien mit Belastungstests. Wie die Tabelle zeigt, haben verschiedene Studien entweder etwas größere Häufungen stummer Ischämien bei Diabetikern nachweisen können oder konnten eine solche Tendenz nicht signifikant belegen. Auch in den Studien, in denen ein signifikanter Zusammenhang besteht, ist die Korrelation nicht so eng, daß etwa ein Umkehrschluß („wenn stumme Ischämie vorliegt, dann bei Diabetes") möglich wäre. Auch in den Untersuchungen von Droste und Roskamm [19], in denen Patienten mit gesichert und reproduzierbar stummer Ischämie im Belastungs-EKG verglichen wurden mit einer Gruppe von Patienten mit symptomatischen Ischämien, fand sich keine Häufung von Diabetikern in der Patientengruppe mit asymptomatischer Ischämie.

Untersuchungen zu stummen Ischämien, wie sie mit dem Langzeit-EKG diagnostiziert werden können, liegen zu diesem Thema von Chiarello et al. [14] und aus unserer Arbeitsgruppe vor. In dem Untersuchungsgut von Chiarello sind Diabetiker mit größerer Häufigkeit als in unserem Patientengut vertreten, möglicherweise ist das die Ursache dafür, daß er mehr stumme Ischämien bei Diabetikern nachweisen kann. Bei uns findet sich zwar eine gewisse Tendenz zu häufigeren stummen Ischämien bei den Patienten mit Diabetes mellitus, dieser Unterschied erreicht jedoch keine Signifikanz.

In einer kürzlich vorgelegten Studie von Hume et al. [30] wurden Patienten mit Diabetes und nachweisbarer Neuropathie solchen Patienten mit Diabetes ohne Neuropathie gegenübergestellt, um der Frage nachzugehen, ob bei Patienten mit Neuropathie häufiger stumme Ischämien nachweisbar wären. Dieses konnten die Autoren nicht finden und halten deshalb den Zusammenhang zwischen diabetischer Neuropathie und stummen Myokardischämien für fraglich.

Insgesamt läßt sich sagen, daß das einzige Patientencharakteristikum, das für eine besondere Häufung von stummen gegenüber symptomatischen Ischämien sprechen könnte, der Diabetes mellitus ist. Ursächlich dafür wäre jedoch nicht eine besondere Form der Ischämie, sondern die mit dem Diabetes einhergehende Zusatzerkrankung einer Neuropathie. Der Zusammenhang zwischen Diabetes mellitus und stummer Ischämie ist nicht unwidersprochen geblieben, und er ist jedenfalls nicht so eng, daß sich besondere diagnostische Rückschlüsse daraus ziehen lassen würden.

Literatur

1. Allen RD, Gettes LS, Phalan C, Avington ND (1976) Painless ST segment depression in patients with angina pectoris correlation with daily activities and cigarette smoking. Chest 69: 467–473
2. Arnim T von, Höfling B, Schreiber M (1985) Characteristics of episodes of ST elevation or ST depression during ambulatory monitoring in patients subsequently undergoing angiography. Br Heart 54: 484–488
4. Arnim T von (1985) ST-Segmentanalyse im Langzeit-EKG . Dtsch Med Wochenschr 110: 1047–1051
5. Arnim T von, Erath A, Höfling B, Schreiber AM (1987) Prevalence of silent ischemia in patients undergoing coronary angiography. In: Arnim T von, Maseri A (eds) Silent ischemia, current concepts and management. Steinkopff, Darmstadt, Springer New York, pp 81–90
6. Assmann G, Schulte H (1986) PROCAM-Studie Panscientia, Hedingen/Zürich
7. Assmann G, Schulte H (1987) The prospective cardiovascular münster study: prevalence and prognostic significance of hyperlipidemia in men with systemic hypertension. Am J Cardiol 59: 9G-17G
8. Autenrieth G, Bolte HD, Possin S, Arnim T von (1975) Symptome der Prähospitalphase in Beziehung zu EKG-Befund und klinischem Verlauf bei Myokardinfarkt. Z Kardiol 64: 65
9. Bradley RF, Schonfeld A (1962) Diminished pain in diabetic patients with acute myocardial infarction. Geriatrics 17: 322–326
10. Cabin HS, Roberts WC (1982) Quantitative comparison of extent of coronary narrowing and size of healed myocardial infarct in 33 necropsy patients with clinically recognized and in 28 with clinically unrecognized („silent") previous acute myocardial infarction. Am J Cardiol 5: 677
11. Campbell S, Barry J, Rocco MB, Nabel EG, Mead-Walters K, Rebecca GS, Selwyn AP

(1986) Features of the exercise test that reflect the activity of ischemic heart disease out of hospital. Circulation 74: 72–80

12. Carboni GP, Celli P, D'Ermo M, Santoboni A, Zanchi E (1985) Combined cardiac cinefluoroscopy, exercise testing and ambulatory ST-segment monitoring in the diagnosis of coronary artery disease: a report of 104 symptomatic patients. Int J Cardiol 9: 91–101

13. Cecchi AC, Dovellini EV, Marchi F, Pucci P, Santoro GM, Fazzini PF (1983) Silent myocardial ischemia during ambulatory electrocardiographic monitoring in patients with effort angina. JACC 1: 934–939

14. Chiarello M, Indolfi C, Cotecchia MR, Sifola C, Romano M, Codorelli M (1985) Asymptomatic transient ST changes during ambulatory ECG monitoring in diabetic patients. Am Heart J 110: 529–534

15. Chierchia S, Smith G, Morgan M, Gallino A, Deanfield J, Croom M, Maseri A (1984) Role of heart rate in pathophysiology of chronic stable angina. Lancet II: 1353–1357

16. Cocco GX, Braun S, Strozzi C, Leishman B, Hons M, Chu D, Rochat N (1982) Asymptomatic myocardial ischemia in patients with stable and typical angina pectoris. Clin Cardiol 5: 403–408

17. Deanfield JE, Selwyn AP, Chierchia S, Maseri A, Ribeiro P, Krikler S, Morgan MM (1983) Myocardial ischemia during daily life in patients with stable angina: its relation to symptoms and heart rate changes. Lancet II: 753–758

18. Diamond GA, Forrester JS (1979) Analysis of probability as an aid in the clinical diagnosis of coronary artery disease. New Engl J Med 300: 1350–1358

19. Droste C, Roskamm H (1983) Experimental pain measurement in patients with asymptomatic myocardial ischemia. JACC 1: 940–945

20. Enos WF, Holmes RH, Beyer J (1953,1986) Coronary disease among United States soldiers killed in action in Korea. JAMA 152: 1090–1093, neu aufgelegt JAMA 256: 2859–2862

21. Erikssen J, Dale J, Rootwelt K, Myhre E (1983) False suspicion of coronary heart disease: a 7 year follow-up study of 36 apparently healthy middle-age men. Circulation 68: 490

22. Faerman I, Faccia E, Milei J, Nunez R, Jadzinsky M, Fox D, Rapaport M (1977) Autonomic neuropathy and painless myocardial infarction in diabetic patients histologic evidence of their relationship. Diabetes 26: 1147–1158

23. Gensini GG (1975) Coronary arteriography. Futura, Mount Kisco/NY

24. Gordon DJ, Ekelund LG, Karon JM, Probstfield JL, Rubenstein C, Sheffield LT, Weissfeldt L (1986) Predictive value of the exercise tolerance test for mortality in north american men: the lipid research clinics mortality follow-up study. Circulation 2: 252–261

25. Gottlieb SO, Weisfeldt ML, Ouyang P, Mellits ED, Gerstenblith G (1986) Silent ischemia as a marker for early unfavourable outcomes in patients with unstable angina. New Engl J Med 314: 1214–1219

26. Harper RW, Kennedy G, De Sanctis RW, Hutter AM (1979) The incidence and pattern of angina prior to acute myocardial infarction: A study of 577 cases. Am Heart J 97: 178

27. Hausdorf K (1987) Ergometrie und stumme Ischämie. MMW 38: 664–667

28. Hoberg E (1987) Stumme Ischämien bei stabiler Angina pectoris. Dtsch Med Wochenschr 112: 1197–1200

29. Hoberg E (1987) Symptomatic versus asymptomatic ischemic episodes during Holter monitoring: patterns of high resolution trend recordings of ST segment and heart rate. In: Arnim T von, Maseri A (eds) Silent ischemia, current concepts and management, Steinkopff, Darmstadt, Springer, New York, pp 125–130

30. Hume L, Oakley GD, Boulton AJ, Hardisty C, Ward JD (1986) Asymptomatic myocardial ischemia in diabetes and its relationship to diabetic neuropathy: an exercise electrocardiography study in middle-aged diabetic men. Diabetes Care 9: 384–388

31. Johnson SM, Mauritson DR, Willerson JT, Hillis LD (1981) A controlled trial of verapamil for prinzmetal's variant angina. New Engl J Med 304: 862–866

32. Kannel WB, Abbott RD (1984) Incidence and prognosis of unrecognized myocardial

infarction. Based on 26 years follow-up on the Framingham study. In: Rutishauser W, Roskamm H (eds) Silent myocardial ischemia. Springer, Berlin Heidelberg New York Tokyo, pp 131–137

33. Kuller LH (1980) Sudden death-definition and epidemiologie considerations. Prog Cardiovasc Dis 23: 1

34. Lindsey HE, Cohn PF (1978) „Silent" myocardial ischemia during and after exercise testing in patients with coronary artery disease. Am Heart J 95: 441–447

35. Lown B (1979) Sudden cardiac death: The major challenge confronting contemporary cardiology. Am J Cardiol 43: 313

36. Margolis JR, Kannel WB, Feinleib M, Dawber TR, Mc Namara PM (1973) Clinical features of unrecognized myocardial infarction -silent and symptomatic. Eighteen year follow-up: the Framingham study. Am J Cardiol 32: 1–7

37. Medalie JH, Goldbourt U (1976) Unrecognized myocardial infarction: five-year incidence, mortality, and risk factor. Ann Intern Med 84: 526

38. Midwall J, Ambrose J, Pichard A, Abedin Z, Herman MV (1982) Angina pectoris before and after infarction: angiographic correlations. Chest 81: 6

39. Multiple Risk Factor Intervention Trial Research Group (1985) Exercise electrocardiogram and coronary heart disease mortality in the multiple risk factor intervention trial. Am J Cardiol 55: 16–24

40. Nademanee K, Singh BN, Guerrero J, Hendrickson J, Intarachot V, Baky S (1982) Accurate rapid compact analog for the quantification of frequency and duration of myocardial ischemia by semiautomated analysis of 24-hour Holter ECG recordings. Am Heart J 103: 802–813

41. Nikkuta P, Hausmann D, Daniel WG, Wenzlaff P, Hartwig CA, Lichtlen PR (1987) Silent ischemia and coronary anatomy. In: Arnim T von, Maseri A (eds) Silent ischemia, current concepts and management, Steinkopff, Darmstadt, Springer, New York, pp 131–139

42. Pepine CJ, Feldman RL, Hill JA, Conti CR, Mehta J, Hill C, Scott E (1983) Clinical outcome after treatment of rest angina with calcium blockers: comparative experience during the initial year of therapy with diltiazem, nifedipine and verapamil. Am Heart J 106: 1341–1347

43. Podczeck A, Frohner K, Kaltenbrunner W, Unger G, Meisl F, Steinbach K (1986) Angina-pectoris-Anamnese bei Patienten mit erstem Myokardinfarkt. Z Kardiol 75: 584–588

44. Ribeiro P, Shea M, Deanfield JE, Oakley CM, Sapsford R, Jones T, Walesby R, Selwyn AP (1984) Different mechanismus for the relief of angina after coronary bypass surgery: physiological versus anatomical assessment. Br Heart J 52: 502–509

45. Roseman (1954) Painless myocardial infarction: a review of the literature and analysis of 220 cases. Ann Intern Med 41: 1

46. Rosenman RH, Friedmann M, Jenkins CD, et al. (1967) Clinically unrecognized infarction in the Western Collaborative Study. Am J Cardiol 19: 776

47. Rozanski A, Berman DS (1987) Silent myocardial ischemia. I. Pathophysiology, frequency of occurrence, and approaches toward detection. Am Heart J 114: 615–626

48. Samuel SA, Cohn PF (1985) Myocardial infarction without a prior history of angina pectoris: A unique subset of coronary artery disease? Clin Res 33: 224A

49. Selwyn AP, Fox K, Eves M, Oakley D, Dargie H, Shillingford J (1978) Myocardial ischemia in patients with frequent angina pectoris. Br Med J 2: 1594–1596

50. Selwyn AP, Deanfield J, Shea M, Jones T (1986) Different pathophysiology of painful and silent myocardial ischemia (abstr.). Circulation 74: 11–57

51. Shang SJ Jr, Pepine CJ (1977) Transient asymptomatic ST segment depression during activity. Am J Cardiol 39: 396–402

52. Soler NG, Bennett MA, Pentecost BL, Fitzgerald MG, Malins JM (1975) Myocardial infarction in diabetics. Q J Med 44: 125–132

53. Stern S, Tzivoni D, Stern Z (1975) Diagnostic accuracy of ambulatory EKG monitoring in ischaemic heart disease. Circulation 52: 1045–1049

Prognose

Prognostische Bedeutung der stummen Ischämie bei Menschen ohne Symptome von Angina pectoris

Die stumme Myokardischämie, die dem Patienten keine Schmerzen verursacht, ist nur dadurch klinisch bedeutsam, daß sie die Prognose des Patienten belastet. Angina-pectoris-Beschwerden haben für Patienten und Arzt ja auch eine 2fache Bedeutung: zum einen leidet der Patient an den Beschwerden der Angina pectoris, es wird mit symptomatischer Therapie versucht, die Beschwerden zu lindern. Zum anderen hat die Angina pectoris aber auch die Bedeutung eines Warnsymptoms, das auf die Möglichkeit hindeutet, daß ein irreversibler Ischämiezustand, ein Myokardinfarkt mit lebensbedrohlichen Folgen, eintreten könnte.

Bei Patienten oder besonders deutlich bei Menschen, die noch völlig ohne Symptome sind, ist die stumme Ischämie nicht ein Zustand, der um seiner selbst willen Bedeutung hat bzw. behandelt werden müßte, um den Patienten Leiden zu ersparen. Nur wenn der Nachweis stummer Ischämien, ähnlich wie Angina pectoris, auch als ein Prädiktor für die Gefahr später eintretender irreversibler Schädigungen gelten kann, läßt sich aus diesem Nachweis eine Indikation zu einer weiterführenden Diagnostik oder Therapie ableiten. Mit den Fragen, wie und bei welchen Patientengruppen die prognostische Bedeutung stummer Ischämien nachgewiesen ist, beschäftigt sich das folgende Kapitel.

Die Beschäftigung mit prognostischen Daten ist eine Domäne der Lebensversicherungsmedizin. So verwundert es nicht, daß die ersten Hinweise auf die prognostische Bedeutung stummer Myokardischämien sich in Arbeiten aus dem Bereich der Risikobeurteilung für Lebensversicherungen finden. Der von Master 1942 eingeführte Zweistufentest war der erste standardisierte elektrokardiographische Belastungstest, der zu einer breiten Anwendung fand [34]. Mit diesem Test wurden seit 1949 kontinuierlich Risikountersuchungen für die Metropolitan Life Insurance Co. in New York gemacht, deren Nachverfolgungsergebnisse bis 1963 von Robb und Marks [44] publiziert wurden. In dieser Arbeit, die den bezeichnenden Titel „Latent Coronary Artery Disease" (latente bzw. verborgene koronare Herzkrankheit) trägt, zeigen Probanden mit einer ischämischen ST-Senkung im Ausgangsbefund eine deutlich schlechtere Über-

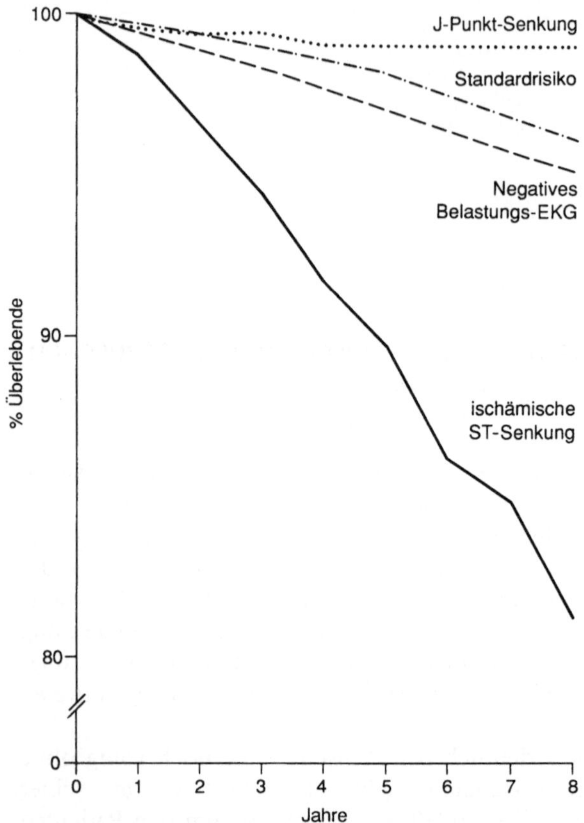

Abb. 5.1 Absterberate von Versicherungsapplikanten der „Metropolitan Life Insurance Company", aufgegliedert nach dem Ergebnis eines Masters-2-Stufen-Tests. Es zeigt sich deutlich eine geringere Überlebensrate der Patienten mit positivem Belastungstest bei Aufnahme in die Versicherung. Alle Applikanten waren zu Beginn als asymptomatisch und gesund eingestuft worden, damit stellt diese Untersuchung die erste Dokumentation der prognostischen Bedeutung einer stummen Myokardischämie dar [44]

lebensquote (81% nach 8 Jahren gegenüber 96% der Patienten mit normalem Belastungs-EKG, Abb. 5.1). Da diese Probanden bei den Eingangsuntersuchungen ohne Symptome waren, muß man beim Nachweis von ischämischen ST-Streckensenkungen von einer stummen Ischämie sprechen, deren prognostische Bedeutung damit erstmals an einem großen Untersuchungsgut von 1659 Versicherten nachgewiesen wurde.

In einer Reihe größerer prospektiver Studien konnte inzwischen wiederholt die prognostische Bedeutung einer Ischämie im Belastungs-EKG für Probanden nachgewiesen werden, die zu Beginn der Studien ohne Symptome waren [8, 13, 18, 22, 35, 37, 43]. Alle Studien zeigen eine erhöhte Rate von kardialen Todesfällen und Myokardinfarkten für solche Probanden, die am Anfang des

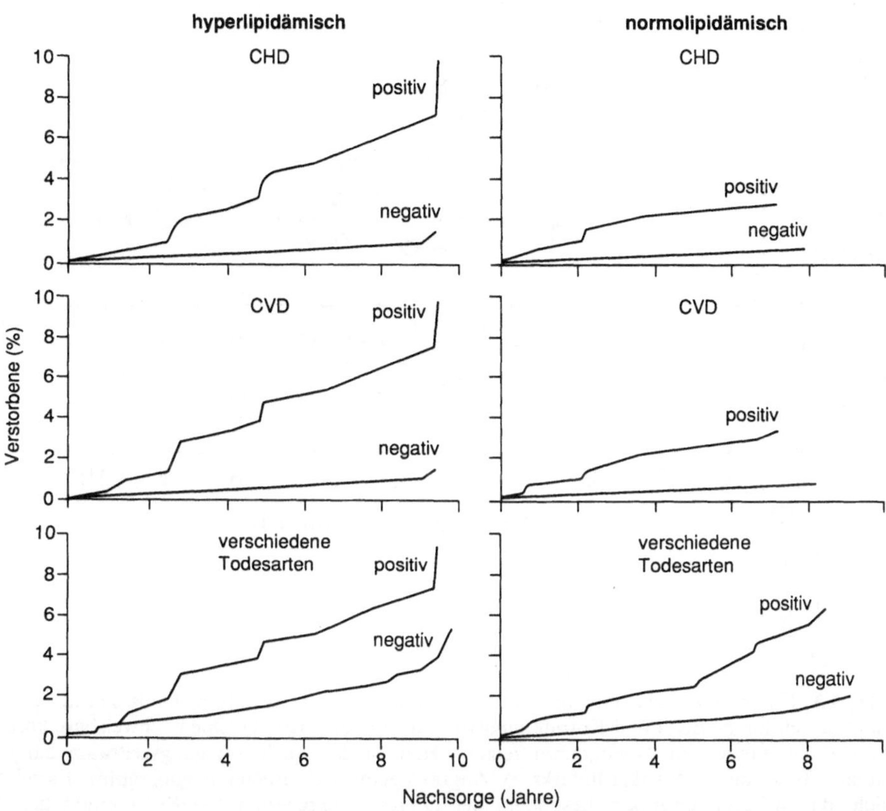

Abb. 5.2 Mortalitätszahlen aus der Lipid-Research Clinic-Studie, aufgetrennt nach Positiv-
und Normalbefunden in Belastungs-EKG zu Beginn der Studie. Es zeigt sich für alle verschiedenen Gruppen nach normalen oder hyperlipidämischen Patienten und verschiedenen Todes-
arten stets eine signifikant erhöhte Mortalität bei Patienten, bei denen zu Beginn der Untersuchung ein positives Belastungs-EKG vorlag [22]

Untersuchungszeitraums ein positives Belastungs-EKG gehabt hatten. Ein Beispiel aus der Lipid-Research Clinic-Studie zeigt die Abb. 5.2.

In einer kürzlich veröffentlichten Studie aus Chicago fand sich ein progno-
stischer Hinweis nicht nur für Belastungs-EKG-Veränderungen, sondern auch
ST-T-Anomalien im Ruhe-EKG [33]. Bei Vorliegen von ST-Anomalien im
Ruhe-EKG war die Mortalität im Verlaufszeitraum von 11 1/2 Jahren bei
Männern signifikant erhöht. Die gleichen Ruhe-EKG-Veränderungen hatten
jedoch bei Frauen eine deutlich geringere prognostische Bedeutung. Diese
Unterschiede blieben auch nach Berücksichtigung anderer Risikofaktoren
(Alter, diastolischer Blutdruck, Serumcholesterin, Zigarettenkonsum, Diabetes)
bestehen.

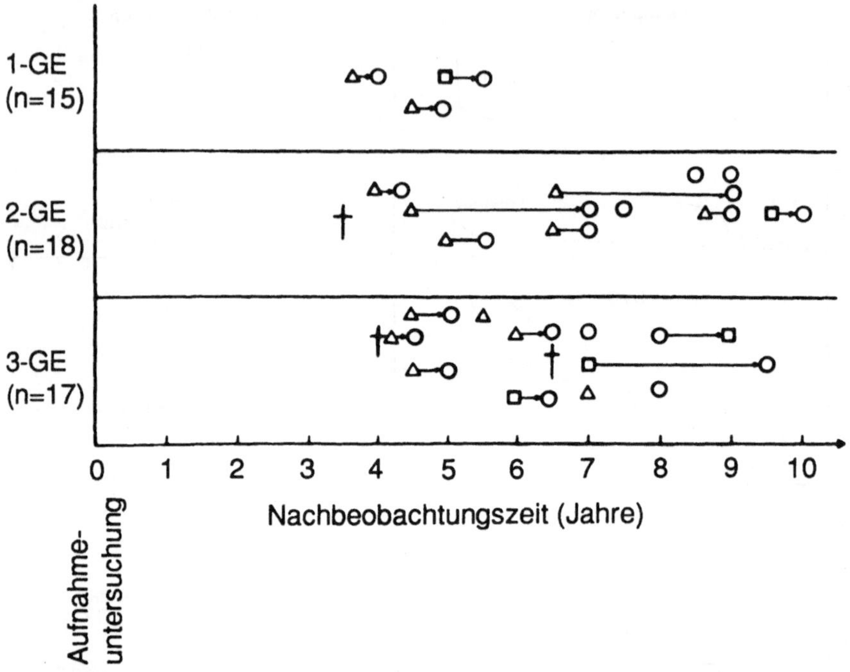

Abb. 5.3 Unter 2014 konsekutiv untersuchten Probanden ohne Symptome in Oslo fand Erikssen mit Belastungs-EKG und Koronarangiographie 50 Personen, die eine nachweisbare koronare Herzkrankheit im Angiogramm zeigten. Hier ist der Nachverfolgungszeitraum dargestellt. † Todesfall, □ Myokardinfarkt, △ Angina pectoris, ○ erneute Angiographie. Es zeigt sich, daß in allen Gruppen, besonders bei Dreigefäßerkrankung *(3-GE)* symptomatische Ereignisse der KHK nach einigen Jahren einsetzen; bei manchen Patienten ist ein Myokardinfarkt oder der plötzliche Herztod das erste Ereignis [14]

In einer sehr sorgfältigen prospektiven Studie untersuchte Erikssen über 2000 öffentliche Angestellte in der Gegend von Oslo [14]. Er fand bei 50 Patienten eine asymptomatische koronare Herzkrankheit, die angiographisch gesichert wurde. Wie Abb. 5.3 zeigt, blieben die Patienten zunächst über einige Jahre ohne Symptome, bis sich dann mit verschiedenen Ausprägungen die KHK manifestierte. Aus der Abb. 5.3 geht hervor, daß für einige Patienten auch in dieser Gruppe ein Myokardinfarkt oder der plötzliche Herztod erste symptomatische Manifestation der Koronarkrankheit waren.

Prognostische Bedeutung der stummen Ischämie bei Patienten mit stabiler Angina pectoris

Patienten mit stabiler Angina pectoris gehören zur Gruppe B nach unserer Einteilung, weil sich bei ihnen die KHK bereits symptomatisch manifestiert hat. Sie haben also ein gemischtes Nebeneinander von symptomatischen und asymptomatischen Ischämieepisoden. Die Frage ist hier, ob auch bei solchen Patienten der Nachweis einer stummen Myokardischämie noch eine zusätzliche prognostische Bedeutung hat.

In einer kürzlich veröffentlichten Untersuchung aus dem großen Material der „Coronary Artery Surgery Study" (CASS) fanden Weiner et al. [54] bei 26,3% ihrer Patienten mit angiographisch gesicherter KHK eine stumme Myokardischämie. Als solche wurden ischämische ST-Streckensenkungen unter Belastung ohne Angina pectoris gewertet. Die Aufteilung der Patienten nach Angina pectoris und Ischämienachweis beim Belastungstest ist auf Tabelle 5.1 dargestellt.

Die Überlebensraten für Patienten mit entweder Angina pectoris oder positivem Ischämienachweis unter Belastung oder beidem (Gruppen 1–3) liegen sehr eng beisammen, um 77%. Signifikant besser ist die Überlebensrate der Patienten, die weder Angina pectoris noch einen Ischämienachweis hatten. Es zeigt sich also, daß die Prognose der im Belastungs-EKG nachweisbaren Ischämie schlecht ist, unabhängig davon, ob gleichzeitig Angina pectoris vorliegt oder nicht. Das Vorliegen von Angina pectoris bei Belastung ergibt auch keinen zusätzlichen Hinweis über die Bedeutung des elektrokardiographischen Ischämienachweises hinaus. Wie in anderen Analysen aus der CASS war auch bei den Patienten mit dem Nachweis stummer Ischämie die Prognose signifikant vom Ausmaß des Gefäßbefalls abhängig.

In einer italienischen Studie zeigten Patienten mit KHK und nachgewiesener

Tabelle 5.1 7-Jahres-Überlebensraten bei Patienten der CASS[a] nach Ischämie im Belastungs-EKG mit und ohne Angina pectoris. (Nach Weiner et al. 1987 [54])

CASS-Patienten angiographisch ≥ 70%	Angiona pectoris bei Belastungstest	ST-Senkung ≥ 1 mm	Überlebend nach 7 Jahren [%]
1563	+ 688	+ 456	78
		− 232	77
	− 875	+ 404	76
		− 471	88

p < 0,001

[a] *CASS* Coronary Artery Surgery Study.

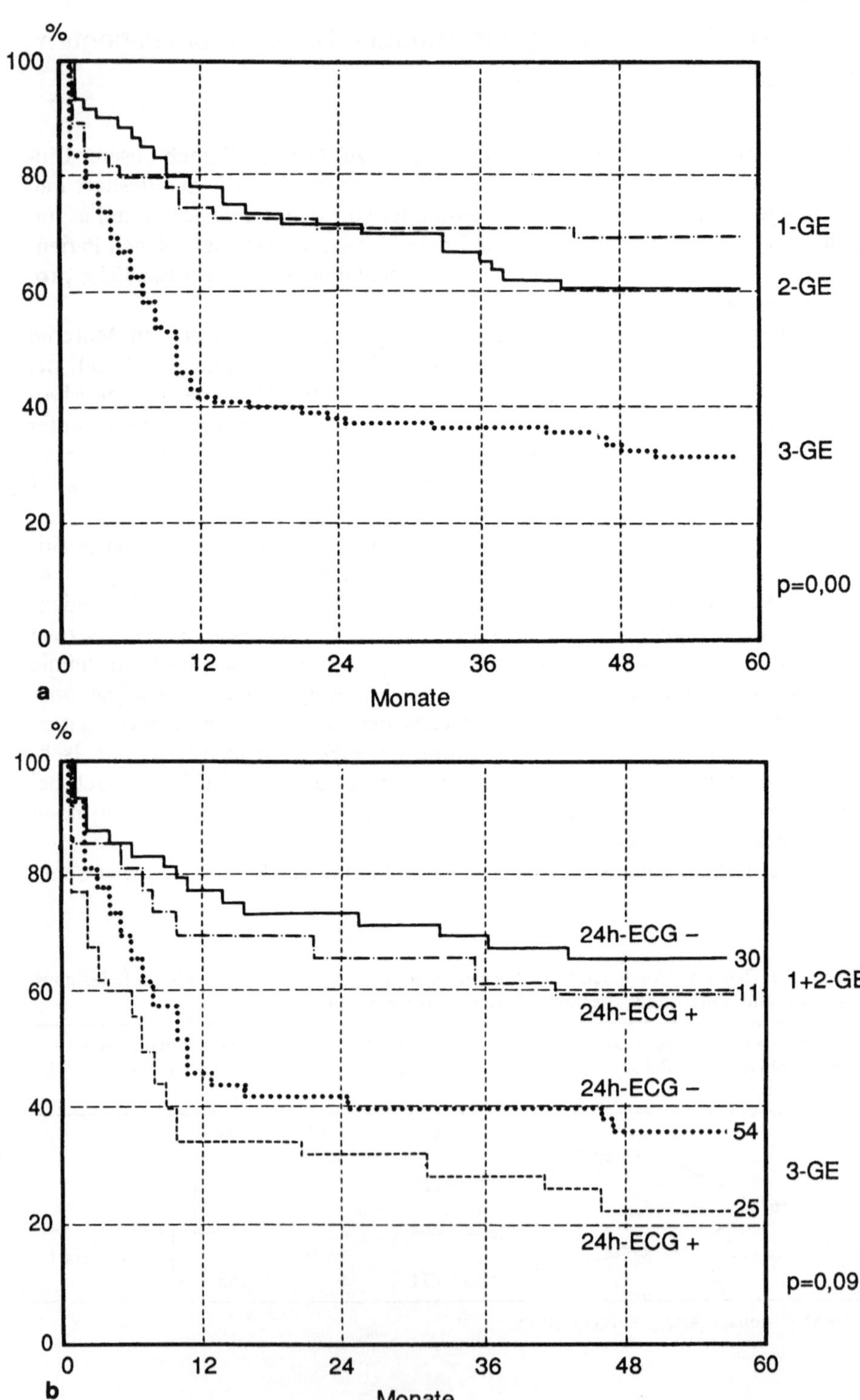
%
100
80
60
40
20
0
1-GE
2-GE
3-GE
p=0,00
0   12   24   36   48   60
a
Monate
%
100
80
60
40
20
0
24h-ECG −
30
24h-ECG +
11
1+2-GE
24h-ECG −
54
25
3-GE
24h-ECG +
p=0,09
0   12   24   36   48   60
b
Monate

stummer Myokardischämie im Vergleich zu Patienten mit Angina pectoris höhere Werte des linksventrikulären enddiastolischen Druckes [15] und die gleiche Prognose wie Patienten mit Angina pectoris. In einer Studie an 55 Patienten mit Belastungsthalliumszintigraphie fanden Assey et al. [4] sogar eine signifikant höhere Infarktrate bei den Patienten mit stummer Ischämie im Vergleich zu den Patienten mit Ischämienachweis und gleichzeitiger Angina pectoris. Hier könnte eine auf die Angina-pectoris-Beschwerden ausgerichtete Therapie eine Rolle gespielt haben.

Prognostische Studien bei Patienten mit stabiler Angina pectoris und Ischämienachweis mit dem Langzeit-EKG liegen bisher noch nicht mit längeren Verlaufsbeobachtungen vor. In einer eigenen Studie haben wir bei 306 Patienten, die in unserer Klinik zur Koronarangiographie kamen, Langzeit-EKG durchgeführt und nach im Mittel 4 1/2 Jahren eine Nachuntersuchung angestellt [3]. Von 302 Patienten (98,7%) konnten Nachuntersuchungsinformationen erhalten werden. Dabei zeigte sich ein, bzgl. nachfolgender kardialer Ereignisse, deutlicher Einfluß des Gefäßbefalls der Patienten (Abb. 5.4a). Als kardiale Ereignisse sind hier Herztod, Myokardinfarkt, Bypassoperation oder PTCA gewertet. Bei 26% der Patienten waren in der Eingangsuntersuchung transiente Ischämieepisoden im Langzeit-EKG gefunden worden. Wenn man die Überlebenskurven nach positivem oder negativem Ischämienachweis im Langzeit-EKG auftrennt, so ergibt sich für die Patienten mit Dreigefäßerkrankung ein Trend ($p = 0,09$) zu einer schlechteren Prognose (Abb. 5.4b). Das ist ein Hinweis, daß zusätzlich zum Grad des Gefäßbefalls der Nachweis transienter Ischämien noch eine prognostische Bedeutung hat [2].

Stumme Myokardischämie bei Patienten nach Myokardinfarkt

Patienten, die nach einem überstandenen Myokardinfarkt weiterhin Angina pectoris haben, gelten als besonders bedroht. Wenn die Angina pectoris sehr kurz nach dem Myokardinfarkt auftritt, werden die Patienten von einigen Autoren der Gruppe der instabilen Angina pectoris zugerechnet. Es ist offensichtlich, daß bei solchen Patienten oft - wie die Angina pectoris - auch die

---

◁ **Abb. 5.4a, b** **a** Nachverfolgung über 54 Monate bei 302 Patienten, die mit Langzeit-EKG und ST-Segmentanalyse vor Koronarangiographie untersucht worden waren. Hier Darstellung des Überlebens ohne kardiales Ereignis. Als kardiales Ereignis („event") wurden gewertet: Herztod, Myokardinfarkt, Bypassoperation oder PTCA. Es zeigt sich die typische prognostische Belastung von Patienten mit Dreigefäßerkrankung *(3-GE)* **b** Ereignisfreies Überleben von Patienten mit Ein- und Zweigefäßerkrankung *(1-/2-GE)* oder Dreigefäßerkrankung *(3-GE)* nach dem Ergebnis des Langzeit-EKG. Für Patienten mit positivem Ischämienachweis im Langzeit-EKG zeigt sich eine etwas schlechtere Prognose, die für Patienten mit Dreigefäßerkrankung knapp die statistische Signifikanz von $p < 0,05$ verfehlt

stumme Myokardischämie bezüglich der weiteren Prognose ein besonderes Interesse verdient. In der Einteilung von Cohn [9] werden diese Patienten deshalb als besondere Gruppe (Typ 2) geführt.

Zahlreiche Studien haben sich mit Ischämiediagnostik bei Postinfarktpatienten beschäftigt, um aus prognostischen Daten das optimale diagnostische und therapeutische Vorgehen abzuleiten. Zu der nachfolgenden Übersicht können aus den vielen Studien nur einige herausgegriffen werden.

Von Theroux [53] wurden 210 Patienten, die nach einem Myokardinfarkt frei von Herzinsuffizienz und über mehrere Tage von Angina pectoris frei gewesen waren, einem Belastungstest unterzogen. Die 1-Jahres-Mortalität war für Patienten mit unauffälligem Belastungs-EKG 2,1% und für Patienten mit ischämischen EKG-Veränderungen 27 % (p < 0,001). Die Autoren berichten, daß beim Vorliegen von ischämischen EKG-Veränderungen die zusätzliche Angina-pectoris-Symptomatik oder deren Abwesenheit keinen Einfluß auf die Prognose hatte. Auch in neueren Studien wird auf die Möglichkeit hingewiesen, mit dem Belastungs-EKG in der Postinfarktphase Patienten zu identifizieren, die ein offenbar geringes Risiko weiterer Komplikationen haben [7, 10, 42, 52].

Durch höhere Sensitivität und Spezifität ist die Thalliumszintigraphie mit Belastung auch in der Ischämiediagnostik bei Postinfarktpatienten ein überlegendes Verfahren. Mehrere Autoren haben mit dieser Methode [5, 19, 51] oder mit Szintigrammen mit Gabe von Dipyridamol [11, 16, 32] Patienten nach Myokardinfarkt untersucht und durch prognostische Untersuchungen Risikoeinteilungen gefunden. Auch mit Radionuklidventrikulographie lassen sich Patientengruppen mit einer besonders belasteten Prognose nach Myokardinfarkt identifizieren [6, 41, 48]. Kunstli verglich bei Patienten mit asymptomatischer Ischämie nach Myokardinfarkt die Sensitivität nuklearmedizinischer Methoden mit dem EKG und fand Thalliumszintigraphie und Radionuklidventrikulographie deutlich sensitiver als die EKG-Diagnostik [31].

Ein besonderes Interesse unter den Patienten mit abgelaufenem Myokardinfarkt haben solche Patienten gefunden, bei denen ein nichttransmuraler oder „Non-Q-Wave"-Infarkt abgelaufen ist. Mehrere Untersuchungen haben gezeigt, daß bei diesen Patienten eine spontane Reperfusion häufig ist, hochgradige Stenosen verbleiben und ein besonders hohes Risiko für Reinfarkte im weiteren Verlauf entsteht [12, 21, 22, 50]. Solche Patienten zeigen häufig über den Infarktbezirk hinaus noch ausgedehnte Randbezirke mit reversiblen Ischämien, die einerseits gefährdet, andererseits aber auch einer Therapie zugänglich sind.

Der prognostische Aussagewert von Ischämieepisoden, die mit dem Langzeit-EKG diagnostiziert werden, wurde von Gottlieb [23] an einer Gruppe mit erhöhtem Risiko nach Myokardinfarkt untersucht. Diese Patienten hatten alle eine Auswurffraktion unter 40% oder Arrhythmien ab Lown Klassifizierung IV. Bei diesen Patienten erwies sich mit Nachkontrolle nach 1 Jahr der Nachweis von stummen Ischämien bei multipler logistischer Regression als der aussagekräftigste Parameter.

Prognostische Bedeutung stummer Ischämien bei instabiler Angina pectoris

Bei der instabilen Angina pectoris ist die KHK in ein Stadium deutlich erhöhter Ischämieaktivität eingetreten. Es kommt, wie in vorhergehenden Kapiteln schon genauer ausgeführt wurde, zu einem komplexen Zusammenspiel von Vasokonstriktion, Aufbrechen atherosklerotischer Plaques mit intramuralem Hämatom und intraluminaler Thrombose. Es verwundert deshalb nicht, daß bei solchen Patienten transiente Ischämieepisoden besonders häufig gefunden werden und Entscheidungen über die weitere Prognose - d. h. im wesentlichen Infarktentwicklung (15%) oder nicht - in kurzer Zeit fallen.

Da Patienten mit instabiler Angina pectoris keinen Belastungstests unterzogen werden können und eine hohe spontane Ischämieaktivität haben, bietet sich die Ischämiediagnostik mit dem Langzeit-EKG an. Alle Autoren, die sich mit dieser Methode um eine prognostische Aussage bemüht haben, konnten eine schon in 1–3 Monaten signifikant schlechtere Prognose für Patienten feststellen, bei denen trotz medikamentöser Therapie Ischämieepisoden nachweisbar waren [2, 24, 25, 29, 40, 47].

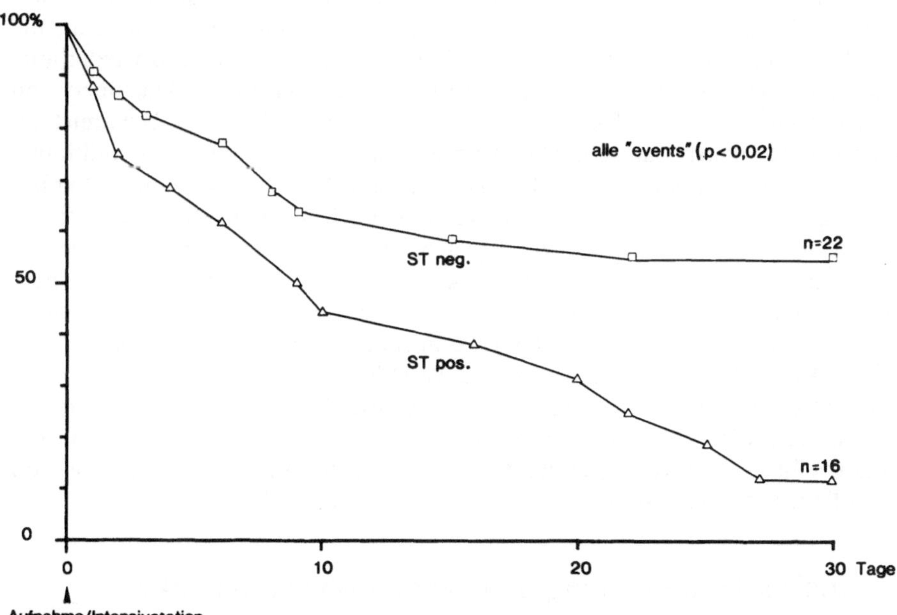

Abb. 5.5 Überleben ohne Eintreten eines kardialen Ereignisses (Herztod, Myokardinfarkt, Bypassoperation oder PTCA) bei 38 Patienten mit instabiler Angina pectoris auf der Intensivstation. Die Patienten, die trotz voller medikamentöser Therapie noch Ischämieepisoden zeigten (ST positiv), hatten eine über 30 Tage signifikante Häufung von kardialen Ereignissen

In unserer eigenen Studie waren bei 38 Patienten, die konsekutiv wegen instabiler Angina pectoris auf unsere Intensivstation aufgenommen worden waren, bei 46% transiente Ischämieepisoden nachweisbar. Diese Ischämieepisoden verliefen zu 80% ohne Symptome. Innerhalb der ersten 30 Tage nach Aufnahme auf die Intensivstation waren kardiale Ereignisse wie Herztod, Myokardinfarkt und Bypassoperation oder PTCA (perkutane transluminale koronare Angioplastie) bei den Patienten mit Ischämieepisoden signifikant häufiger eingetreten (Abb. 5.5). Das Ergebnis der Langzeit-EKG-Untersuchung war den Stationsärzten, die die Entscheidung zu Bypassoperation oder PTCA zu treffen hatten, nicht bekannt.

Mit den genannten Untersuchungen ist zwar die prognostische Bedeutung von transienten Ischämieepisoden für Patienten mit instabiler Angina pectoris gesichert, allerdings ist die Untersuchung mit dem Langzeit-EKG ungeeignet für den routinemäßigen Einsatz auf einer Intensivstation. Das Ergebnis eines Langzeit-EKG liegt in der Regel frühestens am nächsten Tag vor, nämlich dann, wenn das 24-h-Band zu Ende gelaufen ist und danach analysiert wurde. Für solche Patienten wäre eine Methode, die ein echtes Monitoring am Krankenbett erlaubt, vorzuziehen. Entwicklungen in dieser Richtung dürften sich in nächster Zeit durch kleine EKG-Computer ergeben, die zahlreiche komplette EKG auswerten und speichern können.

In auffälligem Widerspruch zur schlechten Prognose gehäufter Ischämieepisoden bei Patienten stehen experimentelle Untersuchungen an Hunden, die von Murry et al. [38] veröffentlicht wurden. Er konnte zeigen, daß wiederholte kurzzeitige Ischämien, die durch vorübergehende Koronarokklusionen von jeweils 5 min erzeugt wurden, in der Folgezeit zu einer besseren Ischämietoleranz des Myokards führten. Die Autoren sprechen von einer „Konditionierung" des Myokards durch wiederholte vorübergehende Ischämien und konnten sogar eine Reduktion der Infarktgröße nachfolgender Myokardinfarkte beobachten. Letztlich ist der Widerspruch zu den Verhältnissen bei Patienten ungeklärt, er ließe sich allerdings so erklären, daß auch bei Patienten kleinere Infarkte entstehen, wenn zahlreiche Ischämieepisoden vorausgegangen sind, während akute Komplettverschlüsse zu ausgedehnteren Infarkten führen. Da exakte Kontrollmöglichkeiten über die Verhältnisse bei Patienten nicht bestehen und ein beobachtendes Abwarten im Akutstadium ethisch nicht vertretbar ist, wird sich die Frage dieses Widerspruchs nur schwer klären lassen. Darüber hinaus gibt es auch tierexperimentelle Befunde, die für eine Kumulation von Schädigungen durch wiederholte Ischämie sprechen [19].

Prognostische Bedeutung unerkannter Myokardinfarkte

Schon an mehreren Stellen in diesem Buch wurde die Framingham Studie mit ihren Daten zu unerkannten Myokardinfarkten erwähnt [30]. Diese Studie hat nicht nur zur Prävalenz unerkannter Myokardinfarkte wesentliche Ergebnisse

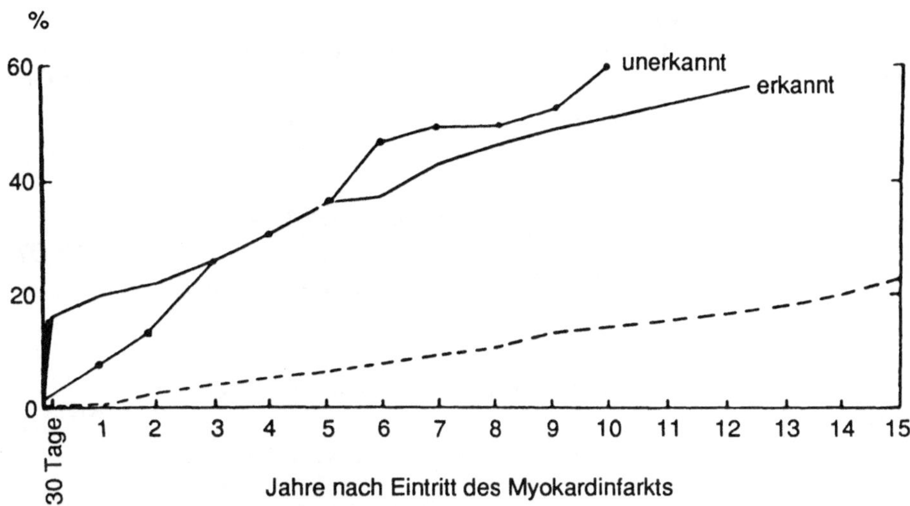

Abb. 5.6 Prognostische Bedeutung unerkannter Myokardinfarkte nach der Framingham-Studie. In der Studie wurden Myokardinfarkte, die lediglich bei den regelmäßigen EKG-Kontrollen auffielen, als unerkannt bezeichnet. Ihr Prozentsatz lag bei 25%, davon die Hälfte völlig stumm. Die Abbildung zeigt, daß erkannte und unerkannte Myokardinfarkte die weitere Prognose der Patienten in gleicher Weise belasten. Die Prognose ist deutlich schlechter im Vergleich zur Normalbevölkerung *(gestrichelte Linie)* [30]

geliefert, sondern auch über lange Nachverfolgungszeiträume prognostische Vergleichsuntersuchungen anstellen können. Über eine Zeit bis zu 15 Jahren zeigte sich, daß die Myokardinfarkte, die von Patienten und Arzt unerkannt geblieben waren, im gleichen Ausmaß die weitere Prognose durch kardiovaskuläre Todesfälle belasteten, wie die erkannten Myokardinfarkte (Abb. 5.6).

Aus der prognostischen Belastung der Patienten mit stummen Myokardinfarkten einerseits und der Bedeutung eines Nachweises von transienten Ischämien im Postinfarktstadium andererseits ergibt sich die Forderung, auch bei Patienten, bei denen ein unerkannt abgelaufener Myokardinfarkt festgestellt wird, eine Ischämiediagnostik durchzuführen. Damit sollen solche Patienten erkannt werden, bei denen nach dem stummen Myokardinfarkt noch reversible Ischämien bestehen. Es ist zu erwarten, daß auch die nach dem Infarkt noch nachweisbare Ischämie überwiegend symptomlos ablaufen wird.

Stumme Myokardischämie und Arrhythmien

In einer eigenen Studie [1] haben wir den Zusammenhang zwischen transienten ST-Hebungen („Prinzmetal's Variant Angina") und Arrhythmien untersucht. Auch wenn nicht alle, sondern „nur" 65% der Episoden symptomlos verliefen,

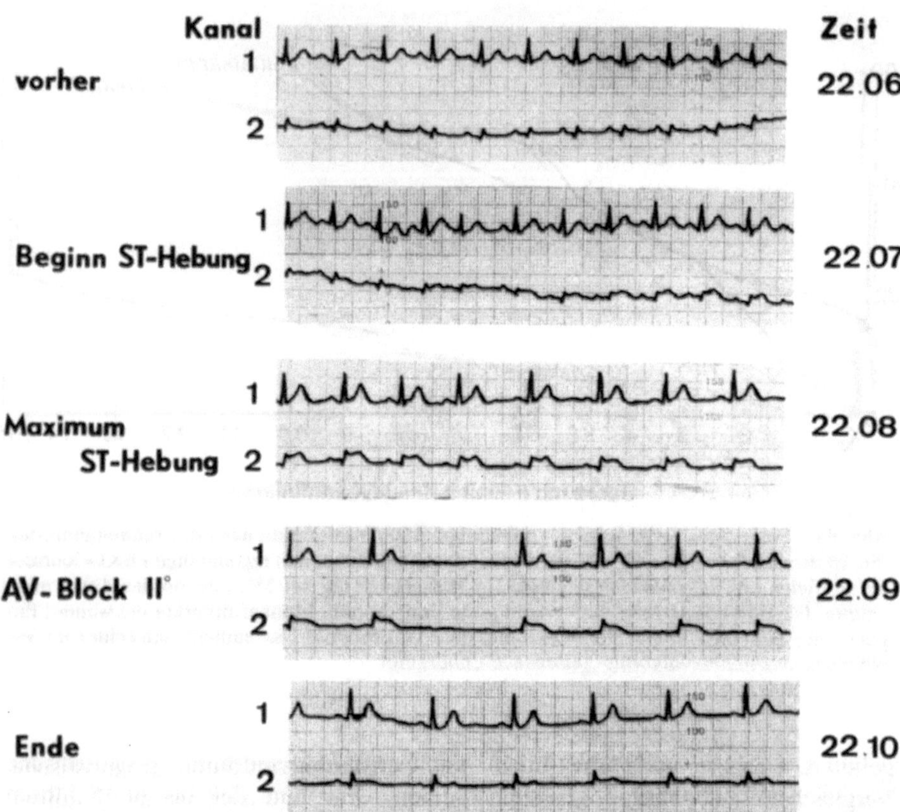

Abb. 5.7   Arrhythmie im zeitlichen Zusammenhang mit einer Episode von ST-Hebung. Kurz nachdem das Maximum der ST-Hebung erreicht ist, kommt es zu Bradykardie und Auftreten von AV-Block 2. Grades. Die Störung ist mit dem Ende der Ischämieepisode reversibel

sollen die Ergebnisse hier zitiert werden. Bei allen Patienten wurde im Zeitraum vor, während und nach der elektrokardiographisch nachweisbaren Ischämie die Häufigkeit von Extrasystolen und anderen Rhythmusstörungen kontinuierlich ausgezählt. Dabei zeigte sich bei 10 von 16 Patienten eine Häufung von Arrhythmien während und z. T. auch nach der Ischämie. Es muß also von einem Nebeneinander von Okklusions- und Reperfusionsarrhythmien ausgegangen werden (Abb. 5.7 und 5.8). Gerade die Möglichkeit, daß sich Arrhythmien im Zeitraum nach ischämischen ST-Veränderungen häufen, muß daran denken lassen, daß manche Rhythmusstörungen, die bei offenbar normalem Grund-EKG registriert werden, doch ischämisch ausgelöst sein können. Ein eindrucksvolles Beispiel einer ischämisch ausgelösten letalen Rhythmusstörung zeigt Abb. 5.9.

Von Skeptikern der Ischämiediagnostik mit dem Langzeit-EKG wird die

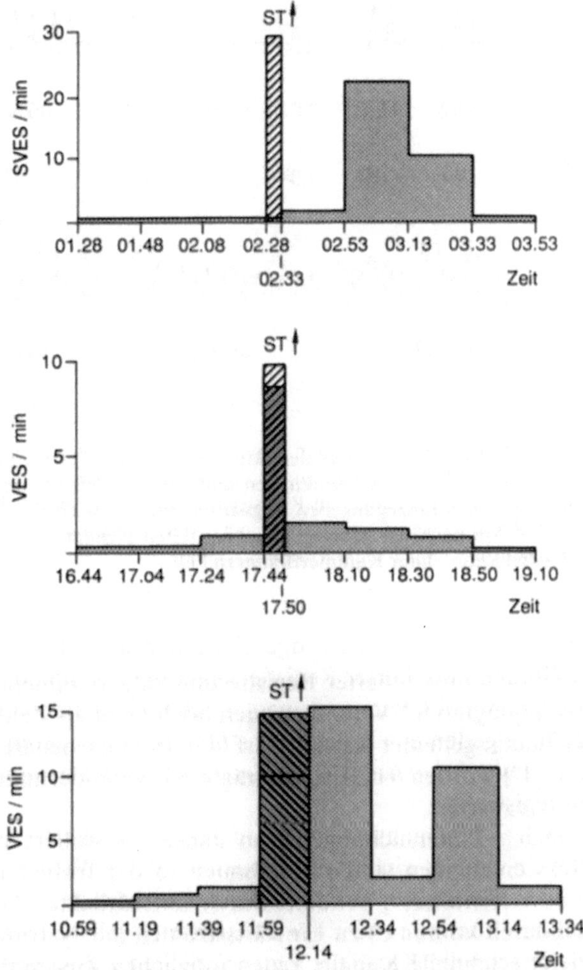

Abb. 5.8 Unterschiedliche zeitliche Zuordnung von vorübergehenden Episoden von ST-Hebung und Auftreten von Arrhythmien. Es kann zu gehäuften Arrhythmien sowohl während (Okklusionsarrhythmie) als auch nach der im EKG erkennbaren Ischämiephase (Reperfusionsarrhythmie) kommen. Es wurden jeweils die *VES* oder *SVES* während der Episode und 60 min vorher bzw. 60 min nachher ausgezählt. Zur Vergleichbarkeit Darstellung in *VES* oder *SVES* pro Minute [1]

Frage gestellt, wieso bei den vielen Tausenden in früheren Jahren wegen Rhythmusstörungen durchgeführten Langzeit-EKG ischämische Veränderungen nie aufgefallen seien. Dem läßt sich entgegenhalten, daß in der Mehrzahl der Fälle, wo mit dem Langzeit-EKG zufällig Kammerflimmern oder andere fatale Arrhythmien registriert wurden, ausgeprägte ST-Hebungen oder ST-Senkungen diesen Arrhythmien vorausgingen [46, 47]. Roelandt wies in einer Über-

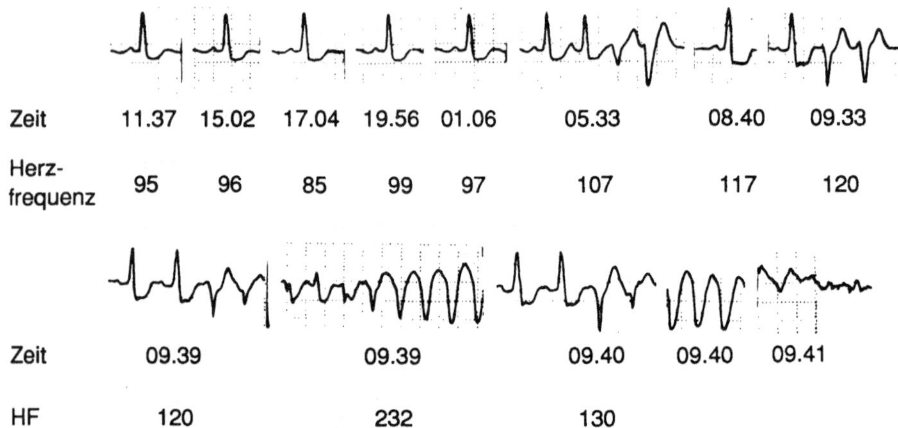

Abb. 5.9 Beispiel einer lethalen Rhythmusstörung mit Kammerflimmern (am 28. und 29.9.
1985), dem deutliche ST-Senkungen und gehäufte VES vorausgehen. Der Patient hat bereits
während des vorangegangenen Registrierzeitraums wiederholt Episoden von ST-Streckensenkungen. Am nächsten Morgen aus einer tiefen Ischämie heraus (09.39 Uhr) zunächst Ventri-
keltachykardie, dann Kammerflimmern [39]

sichtsarbeit über 30 derartige Fälle darauf hin, daß bei den durchwegs mit
amplitudenmodulierter Registierung aufgenommenen Bändern das Fehlen von
ausgeprägten ST-Veränderungen noch nicht als Zeichen einer Abwesenheit von
Ischämie gedeutet werden darf [45]. In einer neueren Untersuchung an 14 Fällen [47] wurden 9 mal ausgeprägte ST-Veränderungen vor der fatalen Arrhythmie registriert.

Nach Untersuchungen von Janse an isoliert perfundierten Hunde- und
Schweineherzen sind Arrhythmien in der frühen Ischämiephase nicht durch
„slow responses", sondern durch unterdrückte „fast responses" bedingt [28].
Dadurch kommt es zu Einwärtsströmen mit Natriumionen durch partiell inak-
tivierte schnelle Kanäle. Einen möglichen Zusammenhang zwischen Herzstillstand und adrenerger Stimulation zeigen Untersuchungen von Hossack und
Hartwig [27]. Von über 2400 Personen, die an einem Übungs- und Rehabilita-
tionsprogramm teilnahmen, hatten 25 während des überwachten Trainings
einen Herzstillstand erlitten. Diese Patienten hatten im Vergleich zu Kontroll-
patienten signifikant höhere Belastungsgrade erreicht, dabei jedoch häufiger
ausgeprägte ST-Senkungen gezeigt. Von 17 Patienten, die angiographiert worden waren hatten 12 hochgradige Stenosen am R.interventricularis anterior, 5
einen Verschluß dieses Gefäßes. Auch bei 3 von Hong et al. [26] publizierten
Fällen war es während Belastung bei einem Belastungs-EKG-Test zu stummer
Myokardischämie und in deren Folge zu lebensbedrohlichen Arrhythmien
gekommen.

Zwei neuere Untersuchungen wenden sich dem Problem des Nachweises
stummer Ischämien bei Patienten nach überstandenem Herzstillstand zu. In der

Untersuchung von Sharma et al. [49] hatten von 15 Patienten, die außerhalb des Krankenhauses ein Kammerflimmern überlebt hatten, 9 Patienten bei der späteren Untersuchung eine stumme Ischämie im Belastungs-EKG. Einen sehr schlüssigen Hinweis auf den Zusammenhang von Ischämie und ventrikulären Tachyarrhythmien ergibt die Studie von Morady et al. [36]. Hier konnte bei Patienten, die bereits einmal reanimiert worden waren, in einigen Fällen nur dann eine ventrikuläre Tachykardie mit programmierter Stimulation induziert werden, wenn gleichzeitig (nach der Laktatproduktion, gemessen im Koronarsinus) eine Ischämie vorlag. Bei mehreren der Patienten waren Kammertachykardien im nichtischämischen Zustand nicht, unter Ischämiebedingungen jedoch mit dem gleichen Stimulationsprotokoll sehr wohl auslösbar.

Zusammengefaßt läßt sich sagen, daß eine durch Ischämie begünstigte Arrhythmieentstehung sicher im wesentlichen Maße für das Auftreten von plötzlichem Herztod bei Patienten mit stummer Ischämie verantwortlich sein dürfte.

Literatur

1. Arnim T von, Gerbig HW, Erath A (1985) Arrhythmien im Zusammenhang mit transienten ST-Hebungen bei Prinzmetal-Angina: Auslösung durch Okklusion und Reperfusion. Z Kardiol 74: 585–589
2. Arnim T von (1987) Silent ischemia in patients with coronary heart disease: prevalence and prognostic implications. Eur Heart J 8, Suppl. G: 115–118
3. Arnim T von, Szeimies-Seebach U, Erath A, Schreiber MA, Höfling B (1987) Prognostische Bedeutung von Ischämie-Episoden bei ST-Segment-Analyse: Nach-Kontrollen bei 306 Patienten 4.5 Jahre nach Koronarangiographie. Z Kardiol 76, Suppl. 1: 33
4. Assey ME, Walters GL, Hendrix GH, Carabello BA, Usher BW, Spann JF (1987) Incidence of acute myocardial infarction in patients with exercise-induced silent myocardial ischemia. Am J Cardiol 59: 497–500
5. Becker LC, Silverman KJ, Bulkley BH, Kallman CH, Mellits ED, Weisfeldt M (1983) Comparison of early thallium-201 scintigraphy and gated blood pool imaging for predicting mortality in patients with acute myocardial infarction. Circulation 67: 1272–1279
6. Borer JS, Schreiber T, Charash B, Gerling B (1987) Radionuclide cineangiography in acute myocardial infarction: role in prognostication. Nucl Med 17: 89–94
7. Bosch X, Théroux, Waters DD, Pelletier GB, Roy D (1987) Early postinfarction ischemia: clinical, angiographic and prognostic significance. Circulation 75: 988–995
8. Bruce RA, McDonough JR (1969) Stress testing in screening for cardiovascular disease. Bull NY Acad Med 45: 1288–1305
9. Cohn PF (1985) Silent myocardial ischemia and infarction. Dekker, New York Basel
10. Deckers JW, Fioretti P, Brower RW, Beardman T, Beelen A, Simoons ML (1987) Prediction of 1-year outcome after complicated and uncomplicated myocardial infarction: Bayesian analysis of predischarge exercise test results in 300 patients. Am Heart J 113: 90–95
11. Demangeat JL, Constantinesco A, Mossard JM, Chambron J, Voegtlin R (1981) Evaluation of myocardial perfusion and left ventricular function by 201-TI scintigraphy after dipyridamole. Eur J Nucl Med 6: 491–503
12. DeWood MA, Stifter WF, Simpson CS, Spores J, Eugster GS, Judge TP, Hinnen ML (1986) Coronary arteriographic findings soon after non-Q-wave myocardial infarction. N Engl J Med 315: 417–423

13. Ellestad MH, Cooke BM Jr, Greenberg PS (1979) Stress testing: clinical application and predictive capacity. Prog Cardiovasc Dis 21: 431–460
14. Erikssen J, Thaulow E (1984) Follow-up of patients with asymptomatic myocardial ischemia. In: Rutishauser W, Roskamm H (eds), Silent myocardial ischemia. Springer, Berlin Heidelberg New York Tokyo, pp 195–257
15. Falcone C, deServi S, Poma E, Campana C, Sciré A, Montemartini C, Specchia G (1987) Clinical significance of exercise-induced silent myocardial ischemia in patients with coronary artery disease. JACC 9: 295–299
16. Francisco DA, Collins SM, Go RT, Ehrhardt JC, vanKirk OC, Marcus ML (1983) Tomographic thallium-201 myocardial perfusion scintigrams after maximal coronary artery vasodilatation with intravenous dipyridamole. Comparison of qualitative and quantitative approaches. Circulation 66: 370
17. Geft JL, Fishbein MC, Ninomiya K (1982) Intermittent brief periods of ischemia have a cumulative effect and may cause myocardial necrosis. Circulation 66: 1150–1153
18. Giagnoni E, Secchi MB, Wu SC, Morabito A, Oltrona L, Mancarella S, Volpin N, Fossa L, Bettazzi L, Arangio G, Sachero A (1983) Prognostic value of exercise ECG testing in asymptomatic normotensive subjects. A prospective matched study. N Engl J Med 309: 1085–1089
19. Gibson RS, Watson DD, Craddock GB, Crampton RS, Kaiser DL, Denny MJ, Beller GA (1983) Prediction of cardiac events after uncomplicated myocardial infarction: a prospective study comparing predischarge exercise thallium-201 scintigraphy and coronary angiography. Circulation 68: 321–336
20. Gibson RS, Beller GA, Gheorghiade M, Nyfaard TW, Watson DD, Hury BL, Sayre SL, Kaiser DL (1986) The prevalence and clinical significance of residual myocardial ischemia 2 weeks after uncomplicated non-Q-wave infarction: a prospective natural history study. Circulation 73: 1186–1198
21. Gibson RS, Boden WE, Theroux P, Strauss HD, Pratt GM, Gheorghiade M, Capone RJ, Crawford MH, Schlant RC, Kleiger RE, Young PM, Schechtman K, Perryman MB, Roberts R, The Diltiazem Reinfarction Study Group (1986) Diltiazem and reinfarction in patients with non-Q-wave myocardial infarction. Results of a double-blind, randomized, multicenter trial. New Engl J Med 315: 423–429
22. Gordon DJ, Ekelund LG, Karon JM, Probstfield JL, Rubenstein C, Sheffield T, Weissfeld L (1986) Predictive value of the exercise tolerance test for mortality in North American men: The lipid research clinics mortality follow-up study. Circulation 74: 252–261
23. Gottlieb SH, Gerstenblith G, Achuff SC, Mellits ED, Gottlieb SO (1986) Ischemic ST segment changes by ambulatory Holter predict one year mortality in high risk post-infarct patients. Circulation 74, Suppl. II: 58
24. Gottlieb SO, Weisfeldt ML, Ouyang P, Mellits ED, Gerstenblith G (1986) Silent ischemia as a marker for early unfavorable outcomes in patients with unstable angina. New Engl J Med 314: 1214–1219
25. Gottlieb SO, Weisfeldt ML, Ouyang P, Mellits ED, Gerstenblith G (1987) Silent ischemia predicts infarction and death during 2 year follow-up of unstable angina. J Am Coll Cardiol 10: 756–760
26. Hong RA, Bhandari AK, McKay CR, Au PK, Rahimtoola SH (1987) Life-threatening ventricular tachycardia and fibrillation induced by painless myocardial ischemia during exercise testing. JAMA 257: 1937–1940
27. Hossack KF, Hartwig R (1982) Cardiac arrest associated with supervised cardiac rehabilitation. J Cardiac Rehab 2: 402–408
28. Janse MJ (1986) Electrophysiological effects of myocardial ischemia. Relationship with early ventricular arrhythmias. Eur Heart J 7, Suppl. A: 35–43
29. Johnson SM, Mauritson DR, Winniford MD, Willerson JT, Firth BG, Cary JR, Hillis LD (1982) Continuous electrocardiographic monitoring in patients with unstable angina pectoris: identification of high-risk subgroup with severe coronary disease, variant angina, and/ or impaired early prognosis. Am Heart J 103: 4–12

30. Kannel WB, Abbott RD (1984) Incidence and prognosis of unrecognized myocardial infarction. An update on the Framingham study. New Engl J Med 311: 1144–1147
31. Kunstli M, Pfisterer M, Emmenegger H, Soler M, Burkart F (1983) Asymptomatische Ischämie nach Myokardinfarkt. Schweiz Med Wochenschr 113: 1664–1666
32. Leppo J, Bolcher CA, Okada RD, Newell JB, Strauss HW, Pohost GM (1982) Serial thallium-201 myocardial imaging after dipyridamole infusion: diagnostic utility in detecting coronary stenoses and relationship to regional wall motion. Circulation 66: 649–656
33. Liao Y, Lin K, Dyer A, Schoenberger JA, Shekelle RB, Collette P, Stamler G (1987) Sex differential in the relationship of electrocardiographic ST-T abnormalities to risk of coronary death: 11.5 Year follow-up findings of the Chicago Heart Association Detection Project in Industry. Circulation 75: 347–352
34. Master AM, Firedman R, Dack S (1942) The electrocardiogram after standard exercise as a functional test of the heart. Am Heart J 24: 777–782
35. McHenry PL, O'Donell J, Morris SN, Jordan JJ (1984) The abnormal exercise electrocardiogram inn apparently healthy men: a predictor of angina pectoris as an initial coronary event during long-term follow-up. Circulation 70: 547–551
36. Morady F, DiCarlo LA jr, Krol RB, Annesley TM, O,Neill WW, de Buitleir M, Baerman JM, Kou WH (1987) Role of myocardial ischemia during programmed stimulation in survivors of cardiac arrest with coronary artery disease. J Am Coll Cardiol 9: 1004–1012
37. Multiple Risk Factor Intervention Trial Research Group (1985) Exercise electrocardiogram and coronary heart disease mortality in the multiple risk factor intervention trial. Am J Cardiol 55: 16–24
38. Murry CE, Jennings RB, Reimer KA (1986) Preconditioning with ischemia: a delay of lethal cell injury in ischemic myocardium. Circulation 74: 1124–1136
39. Nabel EG, Rocco MB, Barry J, Campbell S, Selwyn AP (1987) Asymptomatic ischemia in patients with coronary artery disease. JAMA 257: 1923–1928
40. Nademanee K, Intarachot V, Josephson MA, Rieders D, Mody FV, Singh BN (1987) Prognostic significance of silent myocardial ischemia in patients with unstable angina. J Am Coll Cardiol 10: 1–9
41. Nemerovksi M, Shah PK, Pichler M, Berman DS, Shellock F, Swan HJC (1982) Radionuclide assessment of sequential changes in left and right ventricular function following first acute transmural myocardial infarction. Am Heart J 104: 709 713
42. Ouyang P, Shapiro EP, Chandra NC, Gottlieb SH, Chew PH, Gottlieb SO (1987) An angiographic and functional comparison of patients with silent and symptomatic treadmill ischemia early after myocardial infarction. Am J Cardiol 59: 730–734
43. Rautaharju PM, Prineas RJ, Eifler WJ, Furberg CD, Neaton JD, Crow JA, Stamler J, Cutler JA (1986) Prognostic value of exercise electrocardiogram in men at high risk of future coronary heart disease: Multiple risk factor intervention trial experience. Am J Cardiol 8: 1–10
44. Robb GP, Marks HH (1964) Latent coronary artery disease. Determination of its presence and severity by the exercise electrocardiogram. Am J Cardiol 603–618
45. Roelandt J, Lubsen J, Janse MJ (1984) Sudden death during longterm ambulatory monitoring. Eur Heart J 5: 7–20
46. Savage HR, Kissane JQ, Becher EL, Maddocks WQ, Murtaugh JT, Dizadij (1987) Analysis of ambulatory electrocardiograms in 14 patients who experienced sudden cardiac death during monitoring. Clin Cardiol 10: 621–632
47. Sclarovsky S, Davidson E, Lewin RF, Strasberg B, Arditti A, Agmon (1986) Unstable angina pectoris evolving to acute myocardial infarction: significance of ECG changes during chest pain. Am Heart J 112: 459–462
48. Shah PK, Pichler M, Berman DS, Maddahi J, Peter T, Singh BN, Swan HJC (1980) Non-invasive identification of a high risk subset of patients with acute inferior myocardial infarction. Am J Cardiol 45: 915
49. Sharma B, Asinger R, Francis GS, Hodges M, Wyeth RP (1987) Demonstration of exer-

cise-induced painless myocardial ischemia in survivors of out-of-hospital ventricular fibrillation. Am J Cardiol 59: 740–745
50. Sia STB, MacDonald PS, Horowitz JD, Goble AJ, Doyle AE (1986) Usefulness of early exercise testing after non-Q-wave myocardial infarction in predicting prognosis. Am J Cardiol 57: 738–744
51. Silverman KJ, Becker LC, Bulkley BH, Burow RD, Mellits ED, Kallman CH, Weisfeldt ML (1980) Value of early thallium-201 scintigraphy for predicting mortality in patients with acute myocardial infarction. Circulation 61: 996
52. Stone PH, Turi ZG, Muller JE, Parker C, Hartwell T, Rutherford JD, Jaffe AS, Raabe DS, Passamani ER, Willerson JT, Sobel BE, Robertson TL, Braunwald E, Milis Study Group (1986) Prognostic significance of the treadmill exercise test performance 6 month after myocardial infarction. J Am Cardiol 8: 1007–1017
53. Theroux P, Waters DD, Halphen C, Debaisieux JC, Mizgala HF (1979) Prognostic value of exercise testing soon after myocardial infarction. N Engl J Med 301: 341
54. Weiner DA, Ryan TJ, McCabe CH, Luk S, Chaitman BR, Sheffield LT, Tristani F, Fisher LD (1987) Significance of silent myocardial ischemia during exercise testing in patients with coronary artery disease. Am J Cardiol 59: 725–729

Therapie

Frage der Therapieindikation der stummen Myokardischämie

Es ist eine Frage von grundsätzlicher Bedeutung, ob ein Zustand, der dem Patienten keine Beschwerden verursacht, überhaupt behandlungsbedürftig ist. Da diese Frage eng mit der Sicherung der Diagnose der zugrundeliegenden KHK und der Belastung der nachfolgenden Prognose zusammenhängt, soll sie für die unterschiedlichen Typen von Patienten mit stummer Myokardischämie im folgenden getrennt erörtert werden.

Bei Patienten des Typs A (Gruppe 1 nach Cohn), die völlig ohne Symptome sind, kann die Behandlung nur auf eine Verbesserung der Prognose gerichtet sein. Zwar ist die Belastung der Prognose auch bei solchen Patienten, wie im vorigen Kapitel ausgeführt, in zahlreichen Studien gesichert, eine Besserung der Prognose durch eine auf die stummen Ischämien gerichtete Behandlung ist jedoch nur in einer Studie [36] untersucht und nachgewiesen worden. Im Einzelfall erscheint ein Vorgehen unter Berücksichtigung der Schwere der nachgewiesenen Ischämie und der Schwere des zugrunde liegenden Koronarbefundes angezeigt. Weniger schwere Ischämien und weniger ausgedehnte Befunde dürften mit einer geringeren Belastung der Prognose einhergehen und deshalb auch nur ein weniger eingreifendes therapeutisches Vorgehen rechtfertigen.

Von Diamond [15] wurde kürzlich empfohlen, bei Patienten durch einen Therapieversuch die Diagnose und prognostische Bedeutung von nachgewiesenen stummen Ischämien zu sichern. Er ging davon aus, daß bei Patienten, die auf einen Therapieversuch nicht ansprechen würden, die Diagnose stumme Myokardischämie damit eher unwahrscheinlich gemacht würde und die Prognose damit als günstiger anzusehen wäre. Letzteres erscheint jedoch fraglich in Anbetracht der nicht immer guten Ansprechraten der Patienten auf medikamentöse Therapie, denn für einen solchen Therapieversuch kämen ja nur Medikamente in Frage. Einen Patienten, bei dem nachweisbare stumme Ischämien auf medikamentöse Behandlung nicht ansprechen, deshalb als weniger gefährdet anzusehen, ist zweifelhaft und läuft dem üblichen Vorgehen bei Angina pectoris zuwider. Eher sollten bei einem fehlgeschlagenen medikamentösen Therapieversuch bei Angina pectoris weitere diagnostische Schritte eingeleitet werden, um die Frage nach der Notwendigkeit einer Revaskularisation zu klären.

Patienten des Typ B, bei denen sich die KHK bereits einmal manifestiert hatte, haben ebenfalls eine durch stumme Ischämien zusätzlich belastete Prognose. Hier sollten nachgewiesene, gesicherte Ischämien eine Indikation zu einer Therapie sein, die nach den Gegebenheiten des Einzelfalls auszurichten ist. Bei Patienten, die gleichzeitig typische Angina-pectoris-Beschwerden aufweisen, ist eine Indikation durch die symptomatische Behandlung dieser Beschwerden gegeben, es darf eine Mitbehandlung der stummen Ischämien angenommen werden. Wie bei einem Patienten mit Angina-pectoris-Beschwerden der Rückgang von Zahl und Schwere seiner Attacken als Therapieziel angestrebt und kontrolliert wird, sollte bei Patienten, bei denen objektive Ischämiezeichen die Indikation zur Therapie darstellen, auch der Therapieerfolg anhand dieser objektiven Zeichen kontrolliert werden [12, 44].

Präventionsmaßnahmen, Beeinflussung von Risikofaktoren

Die überragende Bedeutung der Risikofaktoren für die Entwicklung und Progression der Koronarsklerose ist weithin bekannt. Primäre Präventionsmaßnahmen und der Abbau von Risikofaktoren stellen nach der Kosten-Nutzen-Analyse alle anderen Behandlungsformen weit in den Schatten. Die einzige größere Studie, in der eine Besserung der durch stumme Ischämien belasteten Prognose durch die Behandlung nachgewiesen wurde, ist eine Studie, die sich auf Prävention durch Beeinflussung von Risikofaktoren konzentrierte. In der MRFIT-Studie (Abb. 6.1, [36]) wurden 12 866 Männer ohne Symptome nach einem erhöhten Risikoprofil ausgewählt. Die 12,5% der Probanden, die eine stumme Ischämie im Belastungs-EKG aufwiesen, hatten eine 2 fach erhöhte Mortalität an koronarer Herzkrankheit, also eine erheblich belastete Prognose. Bei den Patienten, die einem speziellen Programm zur Beeinflussung ihrer Risikofaktoren („special intervention") zugeführt wurden, zeigte sich eine gegenüber der Kontrollgruppe signifikant günstigere Prognose. Allerdings ließ sich ein solcher Unterschied in der Prognose nur bei den Patienten mit zu Anfang nachgewiesener stummer Myokardischämie zeigen. Patienten ohne pathologisches Belastungs-EKG zu Anfang der Studie hatten eine durchweg so günstige Prognose, daß sich ein Unterschied durch das Programm zur Beeinflussung der Risikofaktoren nicht nachweisen ließ.

Da bei der stummen Myokardischämie die Belastung der Prognose der wesentliche Grund für die Therapie ist, müssen in Zukunft mehr als bisher Therapiestudien auf das Kriterium der Prognoseverbesserung ausgerichtet werden. Das führt zu einem wesentlich erhöhten Aufwand für Studien, seien sie nun mehr präventiv oder mehr therapeutisch ausgerichtet, stellt aber den einzigen Weg zu einer soliden Basis für eine rationale Therapie im Zeitalter steigender Kosten dar.

Es würde den Rahmen dieses Buches bei weitem sprengen, einen repräsenta-

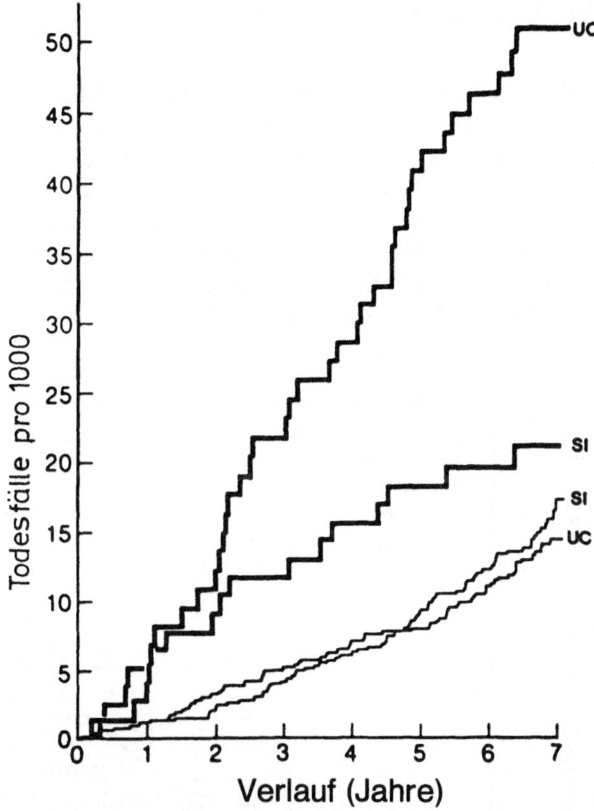

Abb. 6.1 Mortalitätsdaten der MRFIT-Studie, aufgeteilt nach positivem Befund im Belastungs-EKG *(fette Linien)* und negativem Befund im Belastungs-EKG *(dünne Linien)*. Die Patienten sind weiter unterteilt nach Interventionsprogramm gegen Risikofaktoren („special intervention", *SI*) und normaler Weiterbehandlung („usual care", *UC*). Es zeigt sich, daß die zu Anfang im Belastungs-EKG nachweisbare stumme Ischämie bei den Patienten ohne Symptome eine deutliche Prognosebelastung bringt und daß das Special-intervention-Programm bei diesen Patienten in der Lage ist, die Prognose zu verbessern [36]

tiven Überblick über die Studien zu geben, in denen eine Beeinflussung der Risikofaktoren günstige Einflüsse auf unterschiedliche Manifestationen der KHK gezeigt hat [55]. Es kann hier nur auf die überragende Bedeutung des primären Therapieansatzes gerade bei Patienten mit stummer Myokardischämie hingewiesen werden. Für nähere Informationen sei auf ein kürzlich erschienenes Übersichtswerk verwiesen [34].

Medikamentöse Therapie

In einem kürzlich erschienenen Übersichtsartikel zur medikamentösen Therapie der stabilen Angina pectoris bezieht Nager [38] die Behandlung stummer ischämischer Episoden gleichberechtigt in das Therapiekonzept der Angina pectoris mit ein. Nach allen Erkenntnissen über die Entstehung stummer Ischämieepisoden unterscheiden sie sich von der Angina pectoris nicht durch eine grundsätzlich andere Pathophysiologie, sondern nur durch Unterschiede in der Schmerzentstehung, Schmerzleitung und/oder Schmerzperzeption. Bei prinzipiell gleicher Pathophysiologie müssen demnach auch die gleichen medika-

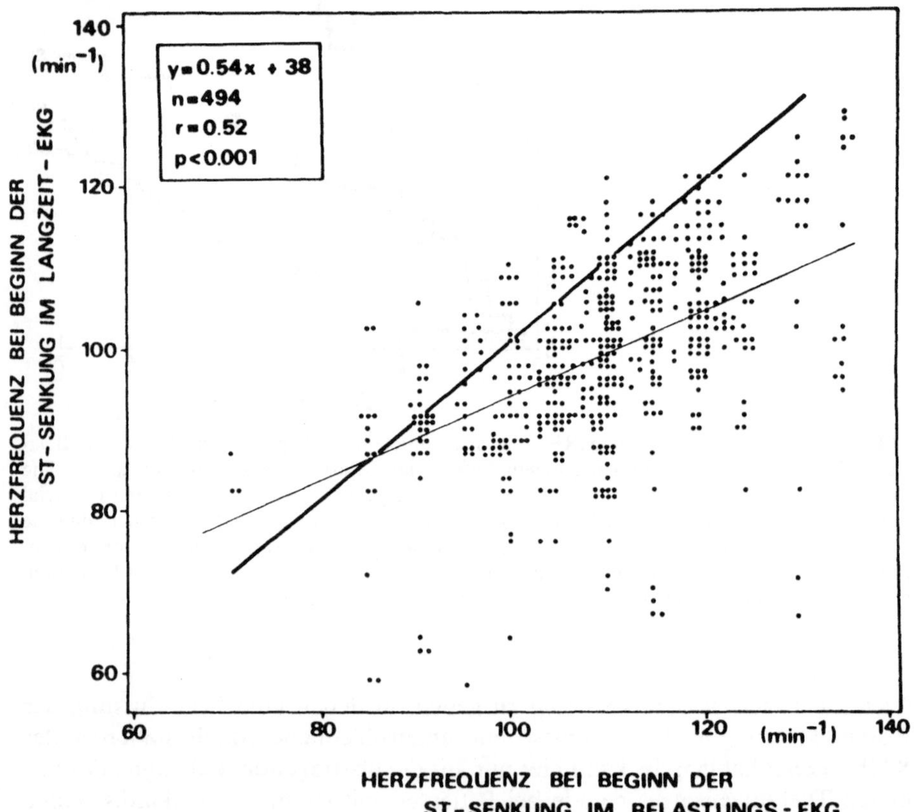

Abb. 6.2 Verteilung der Ischämiezustände im Langzeit-EKG und Belastungs-EKG nach der Herzfrequenz. Es zeigt sich, daß unter den Bedingungen des Belastungs-EKG höhere Herzfrequenzen bei Beginn der Ischämie gemessen werden, als mit dem Langzeit-EKG. Das bedeutet, daß die im Langzeit-EKG diagnostizierten Ischämien unter Alltagsbedingungen neben laststeigernden Faktoren auch noch durchblutungsmindernde Faktoren als Ursache für die Ischämie haben [13]

mentösen Therapieprinzipien, die sich für die Angina pectoris in den letzten Jahren entwickelt haben, für stumme Ischämien ihre Gültigkeit haben. Aus eigenen Untersuchungen wissen wir, daß sich symptomatische von asymptomatischen Ischämieepisoden nicht nach Dauer, Herzfrequenz oder Tiefe der ST-Senkung unterscheiden lassen [2]. Untersuchungen von Deanfield et al. [13], die inzwischen von anderen Autoren bestätigt wurden [27], haben aber deutlich niedrigere Herzfrequenzen beim Auftreten von Ischämien unter Alltagsbedingungen im Vergleich zu den Herzfrequenzen bei Belastungs-EKG gezeigt (Abb. 6.2). Dieser Befund spricht dafür, daß unter Alltagsbedingungen neben einer Steigerung des Sauerstoffverbrauchs noch eine Verminderung des Sauerstoffangebots z. B. durch inadäquate Vasokonstriktion für die Ischämieentstehung eine Rolle spielt. Dieser Gesichtspunkt würde vasodilatierenden Medikamenten, d. h. Kalziumantagonisten und Nitraten einen gewissen Vorzug gegenüber β-Blockern einräumen, eine praktische Überlegenheit des einen oder anderen Therapieprinzips hat sich jedoch bisher nicht nachweisen lassen.

Ebenso wie bei der Behandlung der Angina pectoris muß bei der Behandlung stummer Myokardischämien auf die speziellen Gegebenheiten beim einzelnen Patienten in der Wahl der Medikation Rücksicht genommen werden. Spezielle Vorzugsmomente bzw. Kontraindikationen der 3 wesentlichen medikamentösen Therapieformen Nitrate, β-Blocker und Kalziumantagonisten sind in Tabelle 6.1 aufgelistet.

Auch wenn die stumme Myokardischämie unter Alltagsbedingungen nur mit dem kontinuierlich registrierten Langzeit-EKG diagnostiziert werden kann und durch diese Methode eine wesentlich höhere Aufmerksamkeit auf das Phänomen stumme Myokardischämie gelenkt worden ist, sollte nicht übersehen werden, daß dem Arzt eine stumme Myokardischämie am häufigsten im Belastungs-EKG begegnen wird. Die stumme Myokardischämie sollte nicht als eine

Tabelle 6.1 Therapie der stabilen Angina pectoris – spezielle Indikationen und Kontraindikationen. (Nach Nager [38])

	Nitrate	β-Blocker	Kalzium-antagonisten
Herzinsuffizienz	+ +	−	+
Tachyarrhythmien	−	+	V/D: +
VES	0	+	0
Bradyarrhythmie	+	−	N: +
Nach Herzinfarkt	0	+	(+)
Hypertonie	0	+	+
Diabetes (Insulin)	0	(−)	0
Obstruktive Pneumopathie	0	−	(+)
PAVK	0	−	+

Erläuterungen: *PAVK* periphere arterielle Verschlußkrankheit; *VES* ventrikuläre Extrasystolen; *V* Verapamil; *N* Nifedipin; *D* Diltiazem; 0 indifferent; + spezielle Indikation; − kontraindiziert.

„Langzeit-EKG-Erkrankung" mißverstanden werden. Für die Therapiekontrolle bietet jedoch das Langzeit-EKG ähnlich wie das Befragen des Patienten nach einer Besserung seiner Angina-pectoris-Beschwerden die Möglichkeit, den Grad der Belastung und die Effektivität der Therapie unter Alltagsbedingungen zu testen. Eine solche Methode ist damit näher an den für den Patienten tatsächlich relevanten Gegebenheiten. Aufgrund dieses Vorzuges und aus Platzgründen werden deshalb im folgenden solche Studien zur medikamentösen Therapie stummer Ischämien besprochen, die sich der Langzeit-EKG-Diagnostik bedient haben.

Der Effekt von Isosorbidmononitrat im Vergleich zu Nifedipin wurde von uns in einer doppelblind randomisierten Studie mit Crossover untersucht [5]. Es wurden initital 20 Patienten in die Studie eingeschlossen, bei denen eine KHK gesichert war und die stumme Ischämieepisoden im Langzeit-EKG aufwiesen. In der Behandlung in 4 Therapiephasen von je 1 Woche ließen sich mit

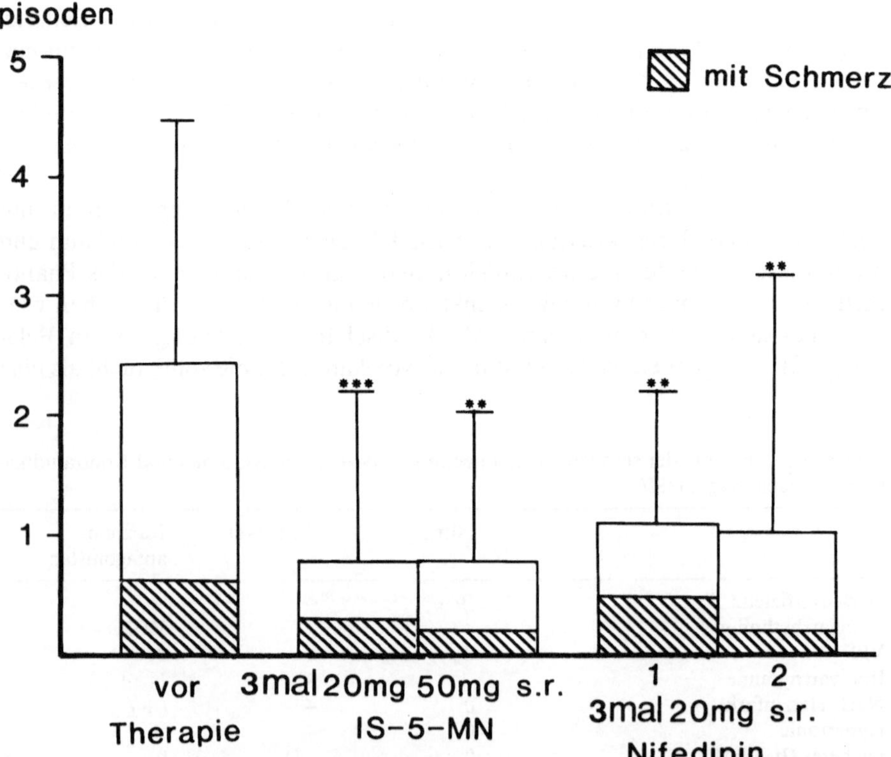

Abb. 6.3 Anzahl der Ischämieepisoden pro 24 h bei Patienten mit gesicherter koronarer Herzkrankheit unter Behandlung mit Isosorbidmononitrat und Nifedipin. Es zeigt sich, daß unter Behandlung mit beiden Medikamenten die Häufigkeit der Ischämieepisoden signifikant abnimmt (** $p < 0{,}05$, *** $p < 0{,}005$). Die schmerzhaften Episoden gehen in gleicher Weise zurück wie die Episoden mit Angina pectoris [4]

beiden untersuchten Medikamenten Anzahl und Dauer der Ischämieepisoden um 60–70% senken (Abb. 6.3). Es kam dabei zu einem gleichsinnigen Verhalten von stummen und symptomatischen Ischämieepisoden. Auch wenn diese Reduktionen der Ischämieparameter jeweils signifikant sind, darf nicht übersehen werden, daß in den verschiedenen Therapiephasen nur ein Teil der Patienten voll befriedigend zu therapieren war. Es gab eine breite Variabilität des Ansprechens auf Therapie und unter beiden Medikamenten noch eine Anzahl von Patienten, die nicht befriedigend eingestellt war.

Bereits in ihren frühen Untersuchungen über Ischämiediagnostik mit dem Langzeit-EKG wiesen Schang und Pepine [41, 48] auf die Möglichkeit hin, mit sublingualem Nitroglyzerin die Frequenz von stummen und symptomatischen Ischämieepisoden zu senken. Distante et al. [16] konnten bei Patienten mit Angina pectoris in Ruhe und darüber hinaus zahlreichen stummen Ischämieepisoden mit kontinuierlicher Infusion von Isosorbiddinitrat die Zahl und Dauer von ST-Senkungen und auch ST-Hebungen erheblich reduzieren. Bei Patienten mit stabiler Angina pectoris berichten Shell und Levin [32, 49] über Einflüße von transdermalem Nitroglyzerin auf stumme und symptomatische Ischämieepisoden. Bei dieser Therapieform sollte allerdings das Problem der Toleranzentwicklung berücksichtigt werden und eine mindestens 8 stündige Nitratpause eingelegt werden.

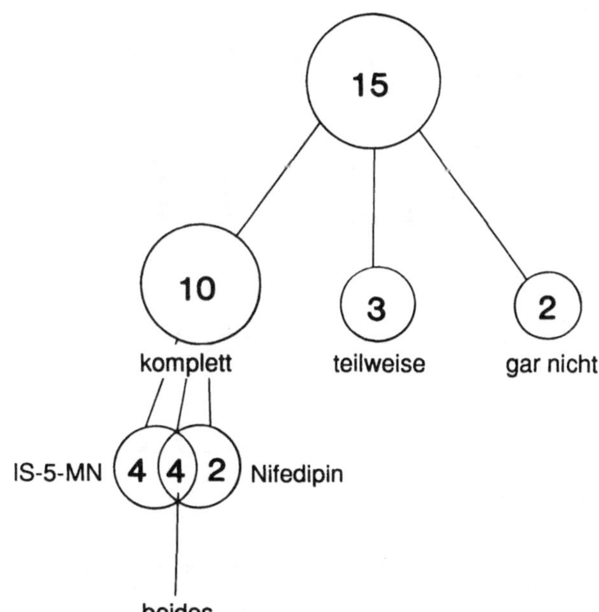

Abb. 6.4 Aufteilung des individuellen Therapieansprechens bei 15 Patienten mit gesicherter koronarer Herzkrankheit unter der Therapie mit Isosorbidmononitrat und Nifedipin. Nur ein Teil der Patienten zeigt ein komplettes Therapieansprechen, das sich nach den beiden untersuchten Medikationen weiter differenzieren läßt

In unserer vergleichenden Untersuchung waren keine Unterschiede in der Effizienz zwischen Isosorbidmononitrat und dem Kalziumantagonisten Nifedipin festzustellen gewesen. Mit Nifedipin in einer Dosierung von 3 mal 20 mg kam es zu deutlichem Rückgang von Zahl und Dauer der Ischämieepisoden. Auch in einer offenen Untersuchung mit 4 mal 10 mg Nifedipin täglich konnten wir eine deutliche Reduktion der Ischämieepisoden beobachten (Abb. 6.4) [3].

Bei der „variant angina" nach Prinzmetal ist wesentlich für die Auslösung der Ischämie ein Koronararterienspasmus. Deshalb existieren für diese Erkrankungsform besonders zahlreiche Studien, die mit Langzeit-EKG-Untersuchungen Therapieeffekte von Kalziumantagonisten nachweisen [6, 29, 45, 50, 53, 54]. In der Studie von Parodi et al. [39] an Patienten mit zahlreichen Ruheischämieepisoden erwies sich dabei Verapamil dem Propranolol überlegen, während Winniford et al. [53] keine Unterschiede zwischen den beiden Kalziumantagonisten Verapamil und Nifedipin feststellen konnten. Auch mit Diltiazem [17] und Nikardipin konnten Ischämieepisoden in Zahl und Dauer vermindert werden.

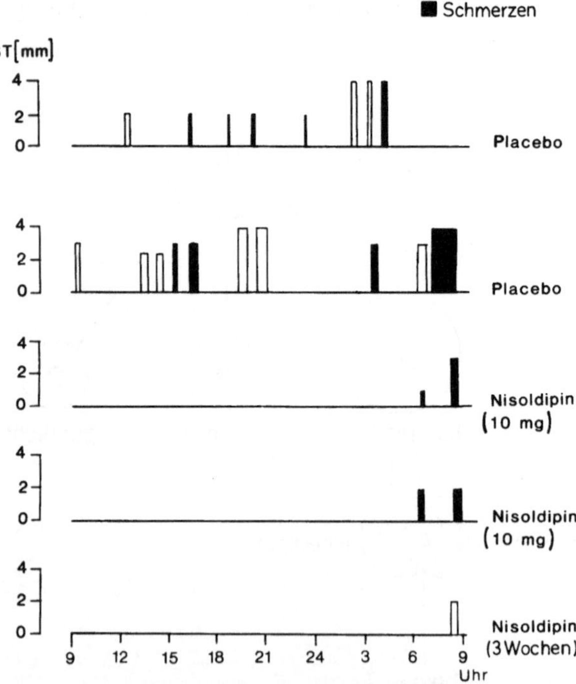

Abb. 6.5 Anzahl, Dauer und Schmerzhaftigkeit von Ischämieepisoden (24-h-EKG-Episoden mit ST-Senkung) bei einem Patienten mit schwerer diffuser Koronarsklerose unter Nisoldipin. Unter Medikation mit dem Kalziumantagonisten kommt es zu einer deutlichen Abnahme der Häufigkeit und Schwere der Ischämieepisoden (Einmalgabe von 10 mg Nisoldipin morgens)

Durch eine verbesserte Dosiswirkungsrelation und eine günstigere Pharmakokinetik ist der neue Kalziumantagonist Nisoldipin ausgezeichnet. Mit diesem Medikament haben wir und andere Untersucher [4, 7, 23, 35] günstige Effekte auf Episoden von stummer Ischämie beobachtet (Abb. 6.5).

Wegen der besonders günstigen Effekte von Kalziumantagonisten bei Patienten mit vasospastischer Angina pectoris und möglicherweise ungünstigen Effekten von β-Blockern bei solchen Patienten [46] stehen manche Autoren der Therapie bei stummen ischämischen Episoden mit β-Blockern skeptisch gegenüber. Es liegen jedoch inzwischen eine Reihe von Untersuchungen vor, die günstige und ausgeprägte Therapieeffekte mit β-Blockern nachweisen und nicht zu einer Exazerbation der stummen Ischämien geführt haben. Gottlieb et al. [24] setzten dabei Propranolol bei Patienten mit instabiler Angina pectoris zusätzlich zu Nifedipin ein und konnten eine signifikante zusätzliche Senkung von symptomatischen und stummen Ischämieepisoden nachweisen. Findlay et al. [19] untersuchten Verapamil, Atenolol und die Kombination aus beiden Medikamenten und fanden beide Medikamente etwa gleich effektiv. Die Kombination war am effektivsten, was Ischämieparameter anbelangt, sie war jedoch mit einem Absinken der Auswurffraktion und AV-Überleitungsblockierungen belastet. In einer Vergleichsstudie untersuchten Quyyumi et al. [43] Atenolol, Nifedipin und Isosorbidmononitrat und fanden sowohl für Belastungsischämien als auch für nächtliche Ischämieepisoden die β-Blockade als effektivste Therapie. Besonders günstige Effekte ergibt eine β-Blockade möglicherweise nach Dosistitration [28, 31]. Chierchia et al. [11] konnten mit Atenolol zeigen, daß eine besonders effektive Reduzierung der Ischämieepisoden für solche Episoden erreicht werden kann, bei denen der ST-Senkung ein Ansteigen der Herzfrequenz vorausgeht (Abb. 6.6).

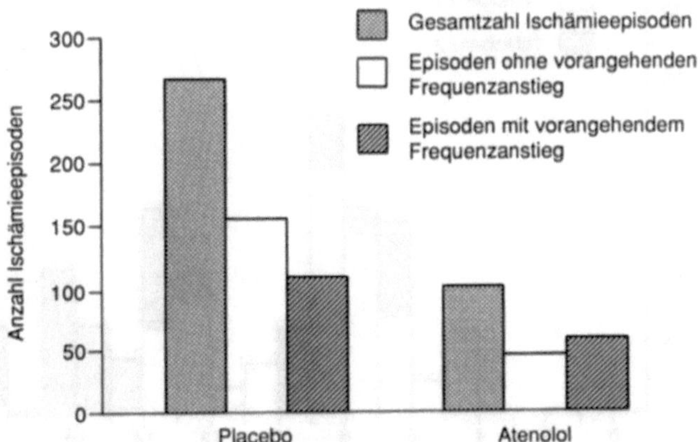

Abb. 6.6 Abnahme der Anzahl der Ischämieepisoden bei Patienten mit gesicherter koronarer Herzkrankheit unter dem β-Blocker Atenolol. Es zeigte sich, daß insbesondere die Episoden mit Anstieg der Herzfrequenz vor Ischämiebeginn durch Atenolol deutlich zu reduzieren sind, daß aber auch Episoden ohne Frequenzanstieg auf die Therapie ansprechen [11]

Auf die Tagesrhythmik transienter Ischämieepisoden unter Alltagsbedingungen wurde bereits in einem früheren Kapitel hingewiesen. Bei der medikamentösen Therapie wirft sich die Frage auf, ob diese Tagesrhythmik durch die Art oder die Einnahmezeit der Medikamente beeinflußt wird. Es sind bisher keine Untersuchungen bekannt geworden, die wesentliche differenzierte Effekte zwischen tags und nachts auftretenden Ischämieepisoden gezeigt hätten. Auch

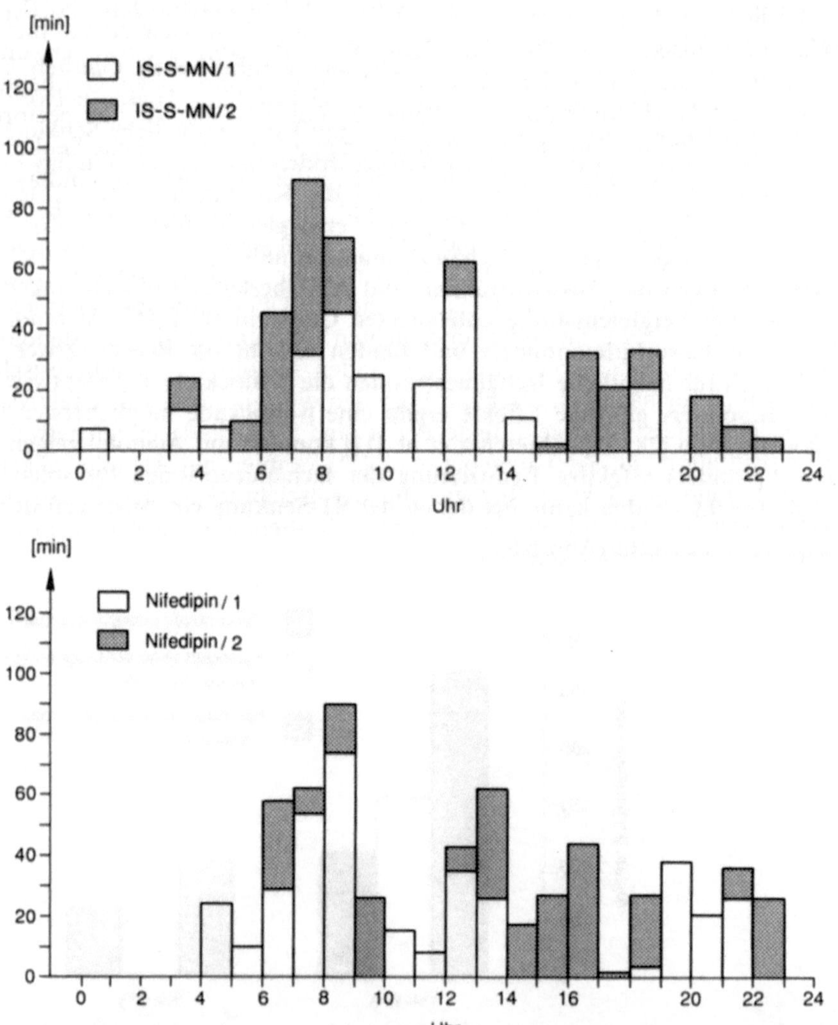

Abb. 6.7 Tagesrhythmik der Ischämieepisoden ohne und mit Medikation. Unter Gabe von Isosorbidmononitrat und Nifedipin kam es nicht zur tageszeitlichen Verschiebung des Häufungsgipfels der Ischämieepisoden in den frühen Vormittagsstunden

unsere eigene Untersuchung mit dem Vergleich von Isosorbidmononitrat und Nifedipin jeweils als 3 mal 20 mg über den Tag gegeben erbrachte keine Änderung der bekannten Tagesrhythmik mit der größten Häufigkeit von Ischämieepisoden in den frühen Vormittagstunden (Abb. 6.7).

Transiente Ischämieepisoden im Langzeit-EKG haben zwar gegenüber dem Belastungstest den Vorteil, daß sie eher die natürlichen Verhältnisse unter Alltagsbedingungen widerspiegeln, sie haben jedoch den Nachteil einer deutlich höheren Variabilität [1, 14, 52]. Eine hohe Spontanvariabilität in der Häufigkeit und Dauer der Ischämieepisoden ist ein besonderes Problem für individuelle Therapiekontrolle und Untersuchung von Therapieeffekten in Studien. Ähnliche Probleme haben sich früher schon der Therapie von Herzrhythmusstörungen und deren Kontrolle mit dem Langzeit-EKG gestellt. Am ehesten ist dem Problem durch eine Ausdehnung der Registrierintervalle über 48 h [52] und wiederholte Registrierungen in längeren Abständen [14] beizukommen. Deanfield und Spiegelhalter [14] haben nach eigenen Untersuchungen zur Variabilität Berechnungen über die notwendigen Zahlen von Patienten und Untersuchungen in Therapiestudien angestellt (Abb. 6.8). Diese Ergebnisse wurden im wesentlichen kürzlich von Nademanee et al. [37] bestätigt. Neben einer Kurz-

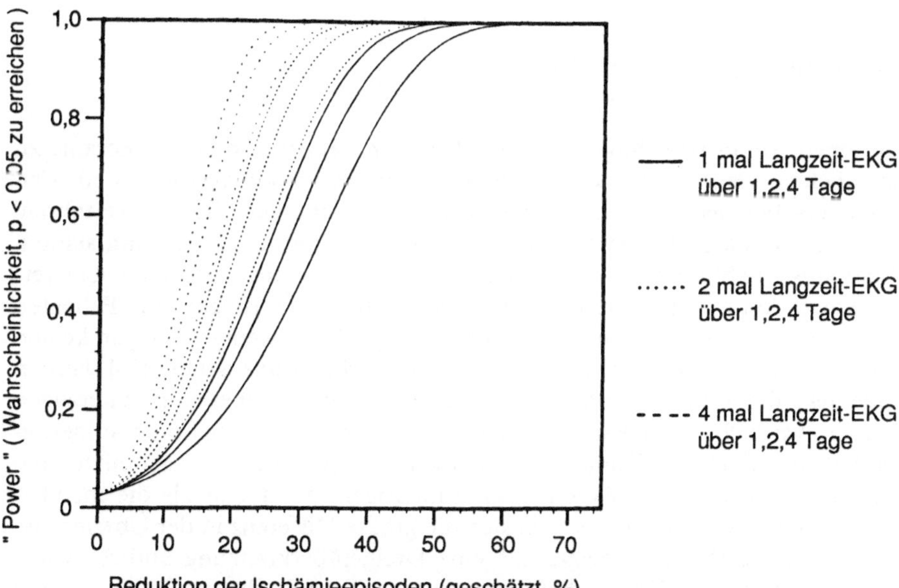

Abb. 6.8 Schematische Darstellung nach Daten von Deanfield und Spiegelhalter [14] über den Zusammenhang zwischen statistischer „Power", Häufigkeit der Langzeit-EKG-Untersuchungen, Reduktion der Ischämieepisoden und Patientenanzahl (hier n = 20). Diese Angaben, die aus Studien über die Spontanvariabilität von Ischämieepisoden gewonnen wurden, haben für die Planung von Studien zur Ischämiereduktion mit Medikamenten eine erhebliche Bedeutung

zeitvariabilität der Häufigkeit stummer Ischämieepisoden kann natürlich auch der spontane Verlauf einer Erkrankung in längeren Phasen mit einer Remission Therapieeffekte überlagern [42].

Neben Nitraten, Kalziumantagonisten und β-Blockern kommt noch den plättchenhemmenden Medikamenten eine Rolle in der Dauertherapie bestimmter Formen der KHK zu. Acetylsalicylsäure hat sich nach mehreren großen Studien in die Rezidivprophylaxe bei Patienten mit instabiler Angina pectoris eingeführt [8, 22, 33]. Die Häufigkeit transienter spontaner Ischämieepisoden bei Patienten mit vasospastischer Angina konnte jedoch nach einer Untersuchung von Chierchia et al. [10] nicht gesenkt werden. Da bei dem Patienten gleichzeitig Thromboxan A 2 gemessen wurde und nachweislich dessen Produktion blockiert war, schließen die Autoren, daß eine wesentliche Rolle des Thromboxan A 2 bei der Genese solcher Ischämieepisoden unwahrscheinlich ist. Im Gegensatz zu diesen Ergebnissen mit Acetylsalicylsäure konnten Fox et al. [21] bei Patienten mit KHK und häufigen Angina-pectoris-Attacken sowohl die Häufigkeit von Beschwerden als auch die Zahl der Episoden von ST-Senkung mit der Gabe von Ticlopidin unterdrücken. Dabei war der Effekt am deutlichsten bei solchen Episoden von ST-Senkung, die ohne Anstieg der Herzfrequenz und nachts auftraten.

Revaskularisierende Maßnahmen

Die Frage, ob es berechtigt ist, einen Patienten dem Risiko einer Therapie zu unterziehen, wenn er gar keine subjektiven Beschwerden verspürt, stellt sich besonders bei den interventionellen revaskularisierenden Therapieverfahren, der aortokoronaren Bypassoperation und der intrakoronaren Ballondilatation. Randomisierte Studien zu solchen Patienten existieren nicht, es haben aber verschiedene Autoren über retrospektiv untersuchte Erfahrungen mit Patienten berichtet, die prophylaktisch, d.h. bei Vorliegen von wenig oder gar keinen Symptomen, operiert wurden. In einer Untersuchung aus Seattle [26] wurden Patienten, die trotz fehlender Symptome einer Bypassoperation unterzogen wurden, verglichen mit Patienten, die gleichartige Koronarbefunde aufgewiesen hatten, jedoch medikamentös behandelt worden waren. Danach hatten die chirurgisch behandelten Patienten eine niedrigere Mortalität als die medikamentös behandelte Gruppe, wobei sich die größte Differenz in der Überlebensrate für solche Patienten zeigte, die eine Dreigefäßerkrankung und Auswurffraktionen zwischen 30% und 50% aufwiesen. Diese Studie ist die einzige, die in kontrollierter, wenn auch retrospektiver Betrachtungsweise einen günstigen Effekt der chirurgischen Behandlung zeigt. Andere Studien haben, ohne Kontrollgruppen aufzustellen, über prophylaktische Operationen bei Patienten mit wenig oder gar keinen Beschwerden berichtet [20, 25, 51]. Alle Autoren berichten über eine Prognose dieser Patienten, die besser oder gleich ist jenen Patienten, die mit Angina pectoris zur Operation kamen. Zieht man die Ergebnisse der CASS [9, 40] mit zur Beurteilung heran, so ergibt sich eine Operationsindikation bei Stenose des linken Hauptstammes und höhergradiger Dreigefäßerkrankung mit reduzierter Auswurffraktion auch für solche Patienten, die wenig oder gar keine Beschwerden aufweisen.

Die Frage des Einsatzes der PTCA (perkutanen transluminalen koronaren Angioplastie) bei Patienten mit stummer Myokardischämie wurde von Finci et al. [18] untersucht. Die Patienten gehörten überwiegend der Gruppe 2 nach Cohn an, d.h. es handelte sich um Patienten mit objektiv nachweisbarer aber stummer Myokardischämie nach Myokardinfarkt (27 Patienten). Fünf Patienten waren total symptomfrei (Typ 1). Bei allen Patienten waren ausgeprägte Ischämiezeichen im Belastungs-EKG und, soweit durchgeführt, auch im Thalliumszintigramm nachweisbar. Letale Komplikationen während der PTCA gab es bei den insgesamt 50 Patienten nicht, und es zeigte sich als objektiver Erfolgsparameter der gelungenen PTCA bei fast allen Patienten ein Verschwinden der vorher nachweisbaren Ischämieparameter im Langzeit-EKG und Nuklearmedizin. Überwiegend waren bei den Patienten Stenosen des R. interventricularis anterior zur Dilatation gekommen. Auch die genannte Untersuchung der Patienten mit PTCA ist nicht prospektiv angelegt, sondern eine retrospektive Analyse ausgewählter Patienten aus einem größeren Untersuchungsgut. Auch diese Autoren weisen auf die Notwendigkeit randomisierter prospektiver Untersuchungen hin, um eine gültige Beantwortung der Frage nach dem Sinn eines so invasiven Vorgehens bei wenig symptomatischen Patienten zu erhalten. Eine solche Untersuchung dürfte aber wegen der zu fordernden Patientenzahlen an einer einzelnen Stelle schwer durchführbar sein, während bei einem multizentrischen Ansatz das Problem der Vergleichbarkeit der Therapie in unterschiedlichen Zentren besteht.

Zusammengefaßt darf man bei entsprechender Schwere des Koronarbefundes und einer Befundkonstellation, für die ausgeprägte Besserungen der Prognose bei Patienten mit Angina pectoris nachgewiesen sind, auch bei Patienten mit stummer Myokardischämie einen günstigen Einfluß erwarten. Es erscheint deshalb gerechtfertigt, unter den genannten Voraussetzungen auch bei Patienten mit wenig oder gar keinen Beschwerden eine Indikation für revaskularisierende Maßnahmen zu stellen [30, 47].

Literatur

1. Arnim T von, Selwyn AP, Fox KM (1982) Ischämietypische ST-Senkungen im Langzeit-EKG: Untersuchungen zu Häufigkeit und Variabilität bei ambulanten Patienten. Z Kardiol 71, Suppl. 2: 602
2. Arnim T von, Höfling B, Schreiber MA (1985) Characteristics of episodes of ST elevation or ST depression during ambulatory monitoring in patients subsequently undergoing coronary angiography. Br Heart J 54: 484–488

3. Arnim T von, Höfling B, Schreiber MA (1985) Case-control study of patients with vasospastic angina pectoris. Follow-up over more than 2 years. In: Lichtlen PR (ed) New therapy of ischaemic heart disease and hypertension. Excerpta Medica, Amsterdam Hongkong Princeton Sydney Tokyo, pp 289–296

4. Arnim T von, Reuschel-Janetschek E, Erath A (1987) Effects of oral nisoldipine on transient and exercise-induced ischemia in patients with coronary heart disease. In: Hugenholtz PG, Meyer J (eds), Nisoldipine 1987. Springer, Berlin Heidelberg New York London Paris Tokyo, pp 288–295

5. Arnim T von (1987) Influence of Isosorbide-5-Mononitrate 20 mg, sustained -release 50 mg and sustained-release Nifedipine 20 mg on ischemic ST segment changes during holter monitoring. A double-blind cross-over study in patients with spontaneous angina pectoris. Cardiology 74, Suppl. 1: 40–45

6. Balasubramanian V, Bowles MJ, Khurmi NS, Davies AB, Raftery EB (1982) Evaluation of verapamil and high dose nifedipine in patients with chronic stable angina with objective methods. Acta Med Scand, Suppl. 681: 62–73

7. Banai S, Stern S, Tzivoni D (1987) Effect of nisoldipine on myocardial ischemia: evaluation by Holter monitoring. In: Hugenholtz PG, Meyer J (eds) Nisoldipine 1987. Springer, Berlin Heidelberg New York London Paris Tokyo, pp 276–281

8. Cairns JA (1984) Aspirin and sulfinpyrazone in unstable angina. In: Hugenholtz PG, Goldman BS (eds) Unstable angina, current concepts and management. Schattauer, Stuttgart New York, pp 219–227

9. CASS Principal investigators and their associates. (1983) Coronary artery Surgery Study (CASS): A randomized trial of coronary artery bypass surgery: survival data. Circulation 68: 939

10. Chierchia S, DeCaterina R, Crea F, et al. (1982) Failure of thromboxane A, blockade to prevent attacks of vasospastic angina. Circulation 66: 702–705

11. Chierchia S, Glazier JJ, Gerosa S (1987) A single-blind, placebo-controlled study of effects of atenolol on transient ischemia in „mixed" Angina. Am J Cardiol 60: 36 A–40A

12. Cohn PF (1985) Silent myocardial ischemia as a manifestation of asymptomatic coronary artery disease: what is appropriate therapy? Am J Cardiol 56: 28 D–34D

13. Deanfield JF, Maseri A, Selwyn AP, Ribeiro P, Chierchia S, Krikler S, Morgan M (1983) Myocardial ischemia during daily life in patients with stable angina: its relation to symptoms and heart rate changes. Lancet II: 753–758

14. Deanfield JE, Spiegelhalter D (1987) Variability of myocardial ischemia in chronic stable angina. In: Arnim T von, Maseri A (eds) Silent ischemia, current concepts and management. Steinkopff, Darmstadt, Springer, New York, pp 203–207

15. Diamond GA (1987) The silent treatment. Am J Cardiol 60: 1170–1172

16. Distante A, Maseri A, Severi S (1979) Management of vasospastic angina at rest with continuous infusion of isosorbide dinitrate: a double-crossover study in a coronary care unit. Am J Cardiol 44: 533–539

17. Fazzini PF, Multino D, Zambaldi G (1985) Diltiazem in spontaneous angina: double blind cross over study with Holter monitoring. G Ital Cardiol 15: 1085–1089

18. Finci L, Meier B, Steffino G, Righetti A, Bodenmann JJ, Rutishauser W (1987) Coronary angioplasty in silent myocardial ischemia. In: Arnim T von, Maseri A (eds) Silent ischemia, current concepts and managememt. Steinkopff, Darmstadt, Springer, New York, pp 162–169

19. Findlay JN, MacLeod K, Gillen G, Elliott AT, Aitchison T, Dargie HJ (1987) A double-blind placebo controlled comparison of verapamil, atenolol and their combination in patients with chronic stable angina pectoris. Br Heart J 57: 336–343

20. FitzGibbon GM, Burton JR, Keon WJ (1984) Aortocoronary bypass surgery in „asymptomatic" patients with coronary artery disease. In: Rutishauser W, Roskamm H (eds) Silent myocardial ischemia. Springer, Berlin Heidelberg New York Tokyo, pp 180–193

21. Fox KM, Jonathan A, Selwyn AP (1982) Effects of platelet inhibition on myocardial ischemia. Lancet II: 727–730

22. Frishman WH, Teicher M (1987) Antianginal drug therapy for silent myocardial ischemia. Am Heart J 114: 140-147
23. Glasser SP, Arce-Weston B, Clark PI (1987) Improvement in silent myocardial ischemia with nisoldipine. In: Hugenholtz PG, Meyer J (eds) Nisoldipine 1987. Springer, Berlin Heidelberg New York London Paris Tokyo, pp 296-298
24. Gottlieb SO, Weisfeldt ML, Ouyang P, Achuff SC, Baughman KL, Trail TA, Brinker JA, Shapiro EP, Chandra NC, Mellits ED, Townsend SN, Gerstenblith G (1986) Effect of the addition of propranolol to therapy with nifedipine for unstable angina pectoris: a randomized, double-blind, placebo-controlled trial. Circulation 73: 331-337
25. Grodin CM, Kretz JG, Vouhe P, Tubau JF, Compeau L, Bourassa MG (1978) Prophylactic coronary artery grafting in patients with few or no symptoms. Ann Thorac Surg 28: 113
26. Hammermeister KE, DeRouen TA, Dodge HT (1980) Effect of coronary surgery on survival in asymptomatic and minimally symptomatic patients. Circulation 62: 98
27. Hausmann D, Nikutta P., Hartwig CA, Daniel WG, Lichtlen PR (1987) ST-Segment-Analyse im 24-Stunden-Langzeit-EKG bei Patienten mit stabiler Angina pectoris und angiographisch nachgewiesener Koronarsklerose. Z Kardiol 76: 554-562
28. Imperi GA, Lambert CR, Coy K, Lopez L, Pepine CJ, Shepard C (1987) Effects of titrated beta blockade (metoprolol) on silent myocardial ischemia in ambulatory patients with coronary artery disease. Am J Cardiol 60: 519-524
29. Johnson SM, Mauritson DR, Willerson JT, Hillis LD (1981) A controlled trial of verapamil for prinzmetal's variant angina. New Engl J Med 304: 862-866
30. Kent KM, Rosing DR, Ewels CJ, Kipson L, Bonow R, Epstein SE (1982) Prognosis of asymptomatic or mildly symptomatic patients with coronary artery disease. Am J Cardiol 49: 1823-1829
31. Khurmi NS, Bowles MJ, O'Hara MJ, Raftery EB (1986) Effect of propranolol in indices of intermittent myocardial ischemia, assessed by exercise testing and ambulatory ST-segment monitoring. Clin Cardiol 9: 391-397
32. Levin RI, Keller B, Campbell DQ (1986) Long-term ambulatory ECG monitoring for optimizing anti-ischemic therapy. Circulation 74, Suppl. II: 190
33. Lewis HD, Davies JW, Archibald DG, Steinke WE, Smitherman TC, Doherty JE, Schnaper IIW, LeWinter MM, Linares E, Pouget JM, Sabharwal SC, Chesler E, DeMots H (1983) Protective effects of aspirin against acute myocardial infarction and death in men with unstable angina. New Engl J Med 309: 396-403
34. Mathes P (ed) (1985) Secondary prevention in coronary artery disease and myocardial infarction. Martinus Nijhoff, Boston The Hague Dordrecht Lancaster
35. Meinertz T, Zehender M, Just H (1987) Calcium antagonists in silent myocardial ischemia-preliminary results with nisoldipine. In: Hugenholtz PG, Meyer J (eds), Nisoldipine 1987. Springer, Berlin Heidelberg New York London Paris Tokyo, pp 282-287
36. Multiple Risk Factor Intervention Trial Research Group (1985) Exercise electrocardiogram and coronary heart disease mortality in the multiple risk factor intervention trial. Am J Cardiol 55: 16-24
37. Nademanee K, Intarachot V, Robertson HA, Mody V, Singh BN (1987) Variability of parameters of myocardial ischemia: a comparison of exercise treadmill test, ambulatory ECG monitoring and symptoms of myocardial ischemia. Circulation 76, Suppl. IV: 390
38. Nager F (1987) Medikamentöse Therapie der stabilen Angina pectoris. Internist 28: 721-726
39. Parodi O, Simonetti I, Michelassi C, Carpeggiani C, Biagini A, L'Abbate A, Maseri A (1986) Comparison of verapamil and propranolol therapy for angina pectoris at rest: a randomized, multiple-crossover, controlled trial in the coronary care unit. Am J Cardiol 57: 899-906
40. Passamani E, Davis KB, Gillespie MJ, Killip T, and the CASS principal invesigators and their associates (1985) A randomized trial of coronary artery bypass surgery. Survival of patients with a low ejection fraction. New Engl J Med 312: 1665-1672

41. Pepine CJ, Imperi GA, Hill JA (1987) Therapeutic implications of silent myocardial ischemia during daily activity. Am J Cardiol 59: 993–995
42. Previtali M, Panciroli C, Ardissino D, Chimienti M, Angoli L, Salerno JA (1987) Spontaneous remission of variant angina documented by Holter monitoring and ergonovine testing in patients treated with calcium antagonists. Am J Cardiol 59: 235–240
43. Quyyumi AA, Crake T, Wright CM, Mockus LJ, Fox KF (1987) Medical treatment of patients with severe exertional and rest angina: double blind comparison of β-blocker, calcium antagonist and nitrate. Br Heart J 57: 505–511
44. Reznekov L (1985) Silent myocardial ischemia: therapeutic implications. Am J Med 79, Suppl.3A: 30–34
45. Rizzon P, Scrutinio D, Mangini G, Lagioia R, deToma L (1986) Randomized placebo-controlled comparative study of nifedipine, verapamil and isosorbide dinitrate in the treatment of angina at rest. Eur Heart J 7: 67–76
46. Robertson RM, Wood AJ, Bernard Y (1981) Exacerbation of ischemia in vasotonic angina pectoris by propranolol. Am J Cardiol 47: 463–471
47. Rutishauser W, Roskamm H (1985) Silent myocardial ischemia, Springer, Berlin Heidelberg New York Tokyo.
48. Schang SJ, Pepine CJ (1977) Transient asymptomatic ST-segment depressing during daily activity. Am J Cardiol 39: 396–402
49. Shell WE (1985) Mechanisms and therapy of silent myocardial ischemia and the effect of transdermal nitroglycerin. Am J Cardiol 56: 231–271
50. Stone PH (1987) Calcium antagonists for prinzmetal's variant angina, unstable angina and silent myocardial ischemia: Therapeutic tool and probe for identification of pathophysiologic mechanisms. Am J Cardiol 59: 101B–115B
51. Thurer RL, Lytle BW, Cosgrove DM, Loop FD (1976) Asymptomatic coronary artery disease managed by myocardial revascularization: results at 5 years. Circulation 61, Suppl.1: 1–14
52. Tzivoni D, Keren A, Gavish A, Benhorin J, Stern S (1987) Guiding anti-ischemic therapy by Holter monitoring. In: Arnim T von, Maseri A (eds) Silent ischemia, current concepts and managememt. Steinkopff, Darmstadt, Springer New York, pp 177–183
53. Winniford MD, Johnson SM, Mauritson DR, Rellase JS, Redish GA, Willerson JT, Hillis D (1982) Verapamil therapy for prinzmetal's variant angina: comparison with placebo and nifedipine. Am J Cardiol 47: 33–38
54. Winniford MD, Gabliani G, Johnson SM, Mauritson DR, Fultom KL, Hillis LD (1984) Concomitant calcium antagonist plus isosorbide dinitrate therapy for markedly active variant angina. Am Heart J 108: 1269–1273
55. World Health Organization European Collaborative Group (1986) European collaborative trial of multifactorial prevention of coronary heart disease: final report on the 6-year results. Lancet, Saturday 19 April 1986: 869–872

Schlußbemerkungen und Ausblick

Es war das Ziel der vorangegangenen Kapitel dieses Buches, die verschiedenen Aspekte des Phänomens stumme Myokardischämie auf dem heute aktuellen Stand des Wissens und Unwissens übersichtlich darzustellen. Es ging dabei nicht darum, so zu tun, als ob mit der stummen Myokardischämie eine neue oder eigenständige Erkrankung zu beschreiben wäre. Es sollte vielmehr Aufmerksamkeit für eine neue Betrachtungsweise eines altbekannten Phänomens bei einer häufigen Krankheit geweckt werden. Neue empfindliche diagnostische Methoden mögen ein vermehrtes Interesse auf die stumme Myokardischämie gelenkt haben, das zugrunde liegende Auseinanderklaffen von Ischämiezeichen und Angina-pectoris-Symptomatik ist trotzdem sicher nicht neu. Durch die Zunahme diagnostischer Methoden steigt – insbesondere wenn die klare Leitlinie der Symptomatik des Patienten fehlt – die Komplexität des diagnostischen und therapeutischen Vorgehens. Die Einbeziehung der stummen Myokardischämie in das Konzept der KHK macht die notwendigen Abwägungen für das Prozedere nicht einfacher, aber dennoch verdient sie unser ärztliches Interesse.

Die erste Frage bei einem neu betrachteten Phänomen geht immer nach dessen Häufigkeit. Hier ist es wichtig, zu unterscheiden zwischen stummer Myokardischämie bei Patienten oder „Nochnichtpatienten", die völlig ohne Symptome sind (Typ A) und solchen Patienten, bei denen sich die KHK bereits früher einmal durch Angina pectoris, Myokardinfarkt oder Rhythmusstörungen manifestiert hat (Typ B). In der 1. Gruppe ist die Häufigkeit des Vorliegens einer Ischämie von vornherein sehr niedrig, es ist deshalb auch die Häufigkeit der stummen Ischämie niedrig. Hier wird eine diagnostische Suche nach stummer Myokardischämie nur bei selektierten Patienten mit einem besonders hohen Risikoprofil sinnvoll sein. Patienten, die nach einem Myokardinfarkt ohne Symptome sind oder Angina pectoris neben stummen Myokardischämien aufweisen, haben eine viel höhere Prävalenz an stummer Myokardischämie, deshalb ist auch hier eine Suchdiagnostik eher sinnvoll. Zwei Gesichtspunkte sind für das Problem „stumme Myokardischämie" besonders hervorzuheben:

1) Die Ischämie hat mit und ohne Schmerz die gleiche Pathogenese. Alle bisherigen Untersuchungen haben keine gravierenden Unterschiede in der Pathophysiologie zwischen symptomatischer und asymptomatischer Ischämie fest-

stellen können. Ein bestimmtes Maß an Myokardischämie ist eine notwendige, aber nicht hinreichende Voraussetzung für das Auftreten von Schmerz [2]. Daraus, daß symptomatische und asymptomatische Ischämie die gleiche Pathophysiologie ihrer Auslösung haben, folgt, daß für Vorbeugung und Beseitigung die gleichen Therapieprinzipien in Frage kommen. Ebenso wie jede Manifestation von Ischämie mit Schmerz auch ohne Schmerz beschrieben wurde, wurden für jedes Therapieverfahren, das bei symptomatischen Ischämien erfolgreich ist, auch Erfolge bei stummen Ischämien gezeigt.

2) Die Prognose des Patienten wird von der Ischämie bestimmt und nicht vom Schmerz. Man könnte vereinfacht sagen, daß kein Patient mit KHK an seinen Schmerzen stirbt, sondern am Pumpversagen infolge der Größe der Myokardnekrose oder an Rhythmusstörungen oder an embolischen Komplikationen. Es sind die Manifestationen der Ischämie, die dem Patienten gefährlich werden. Die Angina pectoris hat den vordergründigen Sinn eines Warnsystems, das jedoch bei einzelnen Patienten erheblich gestört sein kann. Wenn eine Ischämie vorliegt, die der Patient nicht spürt, dann sollte sie vom Arzt aufgespürt werden. Sehr geringgradige Ischämien bedeuten sicher auch eine geringere Prognosebelastung, aber es ist offensichtlich, daß die prognostische Gefährdung oft früher einsetzt als die offensichtliche Angina pectoris.

Diamond [1] hat kürzlich in einer schematischen Zeichnung die verschiedenen Arten von Patienten mit stummer oder symptomatischer Myokardischämie nebeneinander gestellt (Abb. 7.1). Dabei wird ein Koordinatensystem aus Symptomen und objektiven Zeichen gebildet, in das die Schwellenwerte eingetragen sind, ab denen man einen Patienten für symptombelastet einerseits oder objektiv ischämieverdächtig andererseits hält. Je nach Art des dem Arzt gegenüberstehenden Patientengutes werden unterschiedliche Schwellenwerte in die Grenzbeurteilung eingehen, das Prinzip bleibt jedoch, daß der Patient entweder mit oder ohne Symptome und entweder mit oder ohne objektive Zeichen ist. Wenn nach den objektiven Zeichen mit verschiedenen Methoden gesucht wird, wird man auch zu vielen verschiedenen Schwellenwerten kommen. Bei der Diagnosestellung mit objektiven Methoden darf nicht vergessen werden, daß Symptome immer einen höheren Stellenwert gegenüber noch so ausgefeilten technischen Methoden haben.

Die Anamnese des Patienten ist von besonderer Wichtigkeit, weil sie atypische Symptome und Angina-pectoris-Äquivalente bei sonst stummer Myokardischämie aufdecken kann. Alle technischen Untersuchungsmethoden mit der Suche nach objektiven Ischämiezeichen sollen die Anamnese ergänzen, sie können sie nie ersetzen. Der Patient muß stets im Mittelpunkt der diagnostischen Bemühungen stehen, sonst besteht gerade bei der Beschäftigung mit der stummen Myokardischämie die Gefahr, daß Patienten oder Probanden „methodenkrank" gemacht werden.

Will man von den Patienten, die bis zu ihrem Myokardinfarkt oder plötzlichen Herztod völlig ohne Symptome geblieben sind, auch nur einen Teil schon

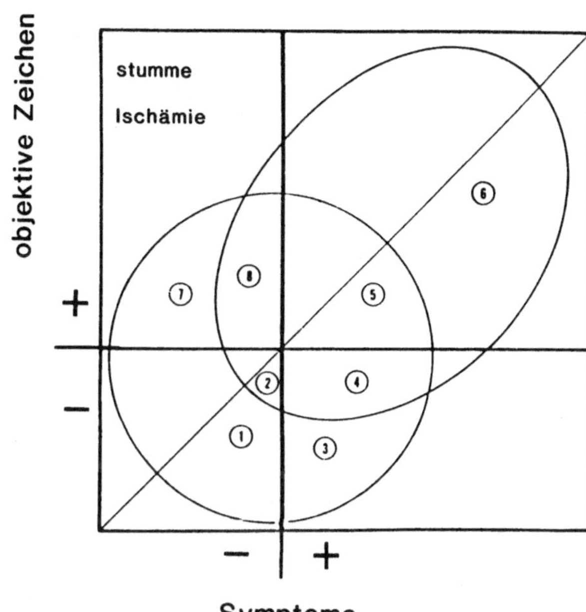

Abb. 7.1 Schematisches Modell zum Zusammenhang zwischen Symptomen und objektiven Zeichen von Ischämie: Je nachdem, wo die Grenzlinie für positive oder negative Symptomeinschätzung und Wertung objektiver Zeichen als positiv oder negativ gesetzt wird, kommt es zu unterschiedlichen Patienteneinteilungen. Im Kreis finden sich Patienten ohne Ischämie, in der Ellipse finden sich Patienten mit Ischämie. Das Risiko eines koronaren Ereignisses steigt entlang der Diagonallinie. Jeder Nummer im kleinen Kreis ist ein charakteristischer Patient zuzuordnen: *1)* ein typisch nichtischämischer Patient, *2)* ein Patient mit subklinischer Ischämie, *3)* ein Hypochonder, *4)* ein Patient mit nicht dokumentierter, subjektiver Ischämie, *5)* ein Patient mit Mitralklappenprolaps, *6)* ein typischer ischämischer Patient, *7)* ein nichtischämischer Patient mit asymptomatischer ST-Senkung (falsch-positive stumme Ischämie) und *8)* ein ischämischer Patient mit asymptomatischer ST-Depression (richtig-positive stumme Ischämie) [1]

früher entdecken, so wird sich die Gefahr einer Überdiagnostik nicht völlig vermeiden lassen, da immer auch Gesunde zur Untersuchung kommen werden. Dabei sollte, je niedriger die Prävalenz der stummen Ischämie im untersuchten Patientengut ist, desto höher die Sensitivität und Spezifität des angewandten Tests sein. Hier taucht das Problem der Untersuchungskosten auf, aber gut selektierte und wirksame prophylaktische Maßnahmen haben sicher in jeder Beziehung ein günstiges Kosten-Nutzen Verhältnis.

Literatur

1. Diamond GA (1987) The silent treatment. Am J Cardiol 60: 1170–1172
2. Droste C (1987) Pathophysiologie schmerzhafter und stummer Myokardischämie. Herz 12: 369–386

Sachverzeichnis